MENU ROZPLYWAJACE SIE W USTACH

Autor:

Bastian Anderson

„ *Serdecznie dziękuję mojej siostrze Tiziana za udostępnienie mi zdjęcia okładki tej książki"*

Ograniczona odpowiedzialność – Zastrzeżenie

Należy pamiętać, że treść tej książki opiera się na osobistych doświadczeniach i różnych źródłach informacji i jest przeznaczona wyłącznie do użytku osobistego.

Należy pamiętać, że informacje zawarte w niniejszym dokumencie służą wyłącznie celom edukacyjnym i rozrywkowym i nie są udzielane żadne gwarancje, określone lub dorozumiane.

Czytelnicy przyjmują do wiadomości, że autor nie zajmuje się udzielaniem porad prawnych, finansowych ani innych porad zawodowych. Przed wypróbowaniem technik opisanych w tej książce skonsultuj się z licencjonowanym specjalistą.

Żadne z postanowień tej książki nie ma na celu zastąpienia zdrowego rozsądku, rachunkowości sądowej ani profesjonalnych porad, a jedynie ma charakter informacyjny.

Twoje szczególne okoliczności mogą nie pasować do przykładu przedstawionego w tej książce; w rzeczywistości prawdopodobnie ich nie będzie.

Z informacji zawartych w tej książce korzystasz na własne ryzyko. Czytelnik jest odpowiedzialny za swoje czyny.

Deklaruje się, że informacje zawarte w tym dokumencie są prawdziwe i spójne, ponieważ wszelka odpowiedzialność wynikająca z nieostrożności lub inna, wynikająca z użycia lub nadużycia jakichkolwiek zasad, procesów lub instrukcji zawartych w tym dokumencie, jest wyłączną i całkowitą odpowiedzialnością czytelnika-odbiorcy.

Czytając tę książkę, czytelnik zgadza się, że w żadnym wypadku autor nie będzie ponosił odpowiedzialności za jakiekolwiek straty, bezpośrednie lub pośrednie, poniesione w wyniku

wykorzystania informacji w niej zawartych, w tym między innymi
za błędy, pominięcia lub nieścisłości.

Streszczenie

WSTĘP

Cel i zadania książki

Głównym celem książki o żywieniu psów jest dostarczenie czytelnikom wszechstronnego i pouczającego przewodnika, który pomoże im zrozumieć znaczenie prawidłowego żywienia psów.

Cele szczegółowe książki obejmują:

Edukuj właścicieli psów: Wyjaśnij znaczenie zbilansowanej diety i jej wpływ na zdrowie, dobre samopoczucie i długowieczność psa.

Dostarczaj informacji naukowych: Przedstaw dokładne, poparte naukowo informacje na temat potrzeb żywieniowych psów, pomagając czytelnikom w podejmowaniu świadomych decyzji dotyczących karmienia ich zwierząt.

Przewodnik po wyborze najlepszej karmy: Pomóż właścicielom psów wybrać karmę najlepiej dostosowaną do specyficznych potrzeb ich psa, biorąc pod uwagę wiek, rasę, wielkość i stan zdrowia.

Promuj przyjęcie praktyk bezpiecznego żywienia: Poinformuj czytelników o produktach, których należy unikać i o niebezpieczeństwach związanych z karmieniem psów, takich jak toksyczność pokarmowa.

Zaoferuj rozwiązania typowych problemów: Zapewnij porady i strategie rozwiązywania problemów związanych z dietą, takich jak otyłość, alergie pokarmowe i choroby związane z dietą.

Wspieraj ogólne samopoczucie swojego psa: zilustruj, jak prawidłowe odżywianie jest kluczowym aspektem utrzymania psa w zdrowiu, aktywności i szczęściu.

Podkreśl znaczenie porad weterynaryjnych: Promuj regularne konsultacje z weterynarzem, aby upewnić się, że żywienie

Twojego psa jest odpowiednie i rozwiązać wszelkie problemy zdrowotne.

Odpowiadaj na często zadawane pytania: Udzielaj jasnych i zwięzłych odpowiedzi na często zadawane przez właścicieli psów pytania dotyczące żywienia.

Krótko mówiąc, książka ma być cennym narzędziem edukacyjnym i informacyjnym dla wszystkich, którzy kochają swoje psy i chcą zapewnić im zdrowe i szczęśliwe życie poprzez odpowiednie odżywianie.

Znaczenie żywienia psów

Żywienie jest kluczowym aspektem życia psa i ma znaczący wpływ na jego zdrowie i samopoczucie.

Dlatego ważne jest, aby zrozumieć znaczenie żywienia psów:

Zapewnia niezbędne składniki odżywcze: Odpowiednie żywienie zapewnia Twojemu psu niezbędne składniki odżywcze, których potrzebuje do wzrostu, rozwoju i utrzymania dobrego zdrowia. Te składniki odżywcze obejmują białka, węglowodany, tłuszcze, witaminy i minerały.

Wpływa na ogólny stan zdrowia: Właściwe odżywianie może zapobiec lub zmniejszyć ryzyko wielu chorób i schorzeń, w tym otyłości, cukrzycy, alergii, chorób serca i problemów trawiennych.

Utrzymuje idealną masę ciała: Zbilansowana dieta pomaga w utrzymaniu prawidłowej masy ciała, co jest niezbędne w zapobieganiu otyłości i związanych z nią powikłaniom.

Wspomaga układ odpornościowy: Pokarmy bogate w przeciwutleniacze i składniki odżywcze mogą wzmocnić układ odpornościowy psa, pomagając mu w walce z infekcjami i chorobami.

Poprawia zdrowie skóry i sierści: Właściwa dieta pomaga zachować zdrową skórę i błyszczącą sierść, zmniejszając ryzyko swędzenia, suchości skóry i wypadania sierści.

Wpływa na zachowanie: Odżywianie może mieć wpływ na zachowanie psa. Niektóre składniki odżywcze, takie jak aminokwasy i tłuszcze omega-3, mogą wpływać na nastrój i witalność psa.

Zaspokaja specyficzne potrzeby: Różne etapy życia psa, takie jak wzrost, dorosłość i starość, wymagają specjalnego żywienia, odpowiadającego potrzebom chwili.

Pomaga w leczeniu schorzeń: W przypadku psów cierpiących na określone schorzenia, takie jak alergie pokarmowe, problemy z sercem lub nerkami, odpowiednie żywienie może stanowić integralną część leczenia.

Promuje ogólne dobre samopoczucie: Zbilansowana i odpowiednia dieta może przyczynić się do zwiększenia energii, dłuższego życia i lepszej jakości życia Twojego psa.

Wzmacnia więź między właścicielem a psem: Troska i uwaga poświęcona karmieniu psa może pomóc wzmocnić więź między właścicielem a zwierzęciem, poprawiając ogólną relację.

Podsumowując, żywienie jest kluczowym elementem zdrowia i szczęścia Twojego psa. Dobrze zbilansowana dieta, dostosowana do jego stylu życia i specyficznych potrzeb, jest niezbędna, aby zapewnić Twojemu czworonożnemu przyjacielowi zdrowe i satysfakcjonujące życie.

Związek między żywieniem a zdrowiem psa

Związek między żywieniem a zdrowiem psa jest głęboki i złożony. Żywienie odgrywa kluczową rolę w ogólnym zdrowiu i samopoczuciu psa.

Oto jak żywienie jest ściśle powiązane ze zdrowiem psa:

Dostarczanie niezbędnych składników odżywczych: Pożywienie zapewnia Twojemu psu niezbędne składniki odżywcze, których potrzebuje do prawidłowego wzrostu, rozwoju i funkcjonowania. Te składniki odżywcze obejmują białka, węglowodany, tłuszcze, witaminy i minerały. Niedobór któregokolwiek z tych składników może prowadzić do problemów zdrowotnych.

Masa ciała i otyłość: Zbyt dużo lub zbyt mało jedzenia może prowadzić do problemów z wagą. Otyłość jest jedną z najczęstszych chorób u psów i wiąże się z wieloma problemami zdrowotnymi, w tym cukrzycą, chorobami serca i obciążeniem stawów.

Zdrowie kości i stawów: Właściwa dieta dostarcza wapnia i innych składników odżywczych niezbędnych dla zdrowia kości i stawów. Nieodpowiednie odżywianie może prowadzić do problemów z rozwojem układu kostnego, takich jak dysplazja stawu biodrowego.

Zdrowie zębów: Dieta może mieć wpływ na zdrowie zębów Twojego psa. Niektóre suche pokarmy i pokarmy opracowane specjalnie do czyszczenia zębów mogą pomóc w zapobieganiu problemom stomatologicznym, takim jak kamień nazębny.

Skóra i sierść: Zbilansowana dieta zawierająca niezbędne kwasy tłuszczowe pomaga zachować zdrową skórę i błyszczącą sierść.

Niektóre składniki odżywcze, takie jak kwasy tłuszczowe omega-3 i omega-6, są szczególnie ważne dla skóry i sierści.

Zdrowie układu trawiennego: Niektóre psy mogą cierpieć na alergie pokarmowe, nietolerancje lub problemy trawienne. Odżywianie można dostosować, aby złagodzić te schorzenia i poprawić zdrowie układu trawiennego.

Układ odpornościowy: Dieta bogata w przeciwutleniacze i składniki odżywcze może wzmocnić układ odpornościowy psa, pomagając mu w walce z infekcjami i chorobami.

Zdrowie nerek i wątroby: W przypadku psów z problemami z nerkami lub wątrobą lekarz weterynarii może przepisać specjalną dietę w celu opanowania tych schorzeń.

Kontrola alergii: U niektórych psów mogą rozwinąć się alergie pokarmowe, które mogą powodować swędzenie, wysypkę i inne objawy. Aby opanować te alergie, konieczne mogą być zmiany w diecie.

Ogólny stan zdrowia i długowieczność: Odpowiednia dieta jest niezbędna, aby Twój pies był zdrowy, aktywny i szczęśliwy przez całe życie, pomagając przedłużyć jego długowieczność.

Podsumowując, żywienie psa jest krytycznym aspektem ogólnego zdrowia i dobrostanu zwierzęcia. Odpowiedzialny wybór pożywienia i zarządzanie nim są niezbędne, aby zapewnić Twojemu psu długie, zdrowe i satysfakcjonujące życie. Zawsze zaleca się skonsultowanie się z weterynarzem w celu uzyskania szczegółowych porad dotyczących diety psa, zwłaszcza jeśli masz wątpliwości dotyczące jego zdrowia lub diety.

PODSTAWY ŻYWIENIA PSÓW

Potrzeby żywieniowe psów

Potrzeby żywieniowe psów mają kluczowe znaczenie dla ich zdrowia i dobrego samopoczucia. Psy mają specyficzne potrzeby żywieniowe, aby spełniać swoje funkcje fizjologiczne, zachować zdrowie i wspierać różne etapy ich życia.

Oto główne składniki odżywcze, których potrzebuje pies:

Białko: Białko jest niezbędne do wzrostu, odbudowy i utrzymania tkanek ciała psa. Wysokiej jakości białka dostarczają niezbędnych aminokwasów i są niezbędne dla zdrowia mięśni, skóry, sierści i wielu funkcji organizmu.

Tłuszcze: Tłuszcze dostarczają energii i są niezbędne do wchłaniania niektórych witamin. Niezbędne nienasycone kwasy tłuszczowe, takie jak kwas linolowy i kwas alfa-linolenowy, są ważne dla zdrowej skóry, sierści i układu nerwowego.

Węglowodany: Węglowodany dostarczają energii, ale psy nie potrzebują ich w dużych ilościach. Węglowodany złożone pochodzące ze źródeł takich jak produkty pełnoziarniste mogą stanowić część zbilansowanej diety.

Witaminy: Witaminy są niezbędne w licznych reakcjach chemicznych zachodzących w organizmie. Witaminy A, D, E i K są rozpuszczalne w tłuszczach, natomiast witaminy z grupy B i witamina C są rozpuszczalne w wodzie. Zapewnienie psu różnorodnych witamin jest niezbędne dla jego zdrowia.

Minerały: Minerały, takie jak wapń, fosfor, sód, potas i żelazo, są niezbędne dla zdrowia kości, funkcjonowania mięśni, równowagi płynów i wielu innych funkcji organizmu.

Woda: Woda jest niezbędna do przetrwania psów. Musi być zawsze dostępny, a psy muszą regularnie się nawadniać.

Potrzeby żywieniowe psa mogą się różnić w zależności od kilku czynników, w tym:

Wiek: Szczenięta, psy dorosłe i starsze mogą mieć różne potrzeby żywieniowe.

Rasa: Niektóre rasy mogą mieć szczególne wymagania ze względu na ich wielkość lub genetyczną predyspozycję do określonych warunków.

Poziom aktywności: Bardzo aktywne psy wymagają innej diety niż te mniej aktywne.

Stan zdrowia: Psy cierpiące na schorzenia mogą wymagać specjalnej karmy lub zmian w diecie.

Koniecznie skonsultuj się z lekarzem weterynarii, aby określić specyficzne potrzeby żywieniowe psa i wybrać najlepszą karmę w oparciu o te potrzeby. Dieta Twojego psa powinna być zbilansowana, dostosowana do jego potrzeb i opracowana tak, aby utrzymać jego zdrowie i dobre samopoczucie.

Makroskładniki: białka, węglowodany i tłuszcze

Makroskładniki, czyli białka, węglowodany i tłuszcze, stanowią podstawę żywienia psów i dostarczają im energii i składników odżywczych niezbędnych do funkcjonowania i dobrego samopoczucia.

Oto przegląd każdego z tych makroelementów:

Białka:

Białka składają się z aminokwasów, które są podstawowymi elementami budulcowymi wzrostu i utrzymania tkanek organizmu, w tym mięśni, skóry, włosów, narządów i enzymów.

Odgrywają kluczową rolę we wspieraniu układu odpornościowego psa i promowaniu naprawy komórkowej.

Typowe źródła białka w żywieniu psów obejmują mięso, ryby, jaja i białka roślinne, takie jak te pochodzące z roślin strączkowych.

Ilość potrzebnego białka może się różnić w zależności od wieku psa, aktywności fizycznej i indywidualnych potrzeb.

Węglowodany:

Węglowodany są dla psów źródłem energii. Chociaż psy są w stanie przeżyć bez węglowodanów, można je włączyć do swojej diety w umiarkowanych ilościach.

Węglowodany złożone pochodzące ze źródeł takich jak brązowy ryż, owies i słodkie ziemniaki mogą dostarczać energii i błonnika o powolnym uwalnianiu, przyczyniając się do regularności wypróżnień.

Jednakże niektóre psy ze specyficznymi schorzeniami mogą wymagać ograniczenia spożycia węglowodanów.

Tłuszcze:

Tłuszcze stanowią skoncentrowane źródło energii dla psów i są niezbędne do wchłaniania witamin rozpuszczalnych w tłuszczach (A, D, E, K).

Niezbędne nienasycone kwasy tłuszczowe, takie jak kwas linolowy i kwas alfa-linolenowy, są ważne dla zdrowej skóry i sierści, a także funkcjonowania układu nerwowego.

Źródła tłuszczu mogą obejmować olej roślinny, olej rybny i naturalne tłuszcze występujące w mięsie.

Ważne jest monitorowanie spożycia tłuszczów, ponieważ ich nadmiar może prowadzić do otyłości, a niedobór może powodować problemy zdrowotne.

Ilość każdego makroskładnika potrzebnego w diecie Twojego psa będzie się różnić w zależności od takich czynników, jak wiek, waga, poziom aktywności i stan zdrowia. Wybór karmy powinien opierać się na konkretnych potrzebach Twojego psa, a lekarz weterynarii może być cennym doradcą w ustalaniu idealnej diety. Ważne jest, aby zachować równowagę pomiędzy tymi makroelementami, aby zapewnić psu pełne i odpowiednie odżywianie.

Mikroelementy: witaminy i minerały

Mikroelementy, do których należą witaminy i minerały, są niezbędne dla zdrowia psa. Chociaż są potrzebne tylko w małych ilościach, odgrywają kluczową rolę w reakcjach chemicznych organizmu, pomagając w utrzymaniu ogólnego dobrego samopoczucia.

Oto przegląd najważniejszych mikroelementów dla psów:

Witaminy:

Witamina A: Niezbędna dla wzroku, wzrostu i utrzymania skóry.

Witamina D: niezbędna do wchłaniania wapnia i fosforu oraz dla zdrowia kości.

Witamina E: Silny przeciwutleniacz, który pomaga chronić komórki przed uszkodzeniami oksydacyjnymi.

Witamina K: ważna dla krzepnięcia krwi.

Witaminy z grupy B: Do tej grupy zaliczają się witaminy takie jak B1 (tiamina), B2 (ryboflawina), B3 (niacyna), B5 (kwas pantotenowy), B6 (pirydoksyna), B7 (biotyna), B9 (kwas foliowy) i B12 (kobalamina), z których każdy pełni określoną rolę w metabolizmie i ogólnym zdrowiu.

Witamina C: ważny przeciwutleniacz, chociaż wiele psów może wytwarzać ją w wystarczających ilościach w swoim organizmie.

Minerały:

Wapń: kluczowy dla zdrowia kości i zębów, skurczów mięśni i krzepnięcia krwi.

Fosfor: Działa synergistycznie z wapniem, wspierając zdrowie i wzrost kości.

Sód i potas: ważne dla równowagi wodnej i funkcjonowania mięśni.

Żelazo: Niezbędne do transportu tlenu we krwi.

Miedź, cynk i selen: Minerały te biorą udział w wielu reakcjach enzymatycznych i są ważne dla układu odpornościowego, zdrowia skóry i metabolizmu.

Brak lub nadmiar mikroelementów może prowadzić do problemów zdrowotnych. Na przykład niedobory witamin lub minerałów mogą powodować problemy ze wzrostem, łamliwość kości, problemy skórne, zaburzenia krzepnięcia krwi i wiele innych. Podobnie nadmiar niektórych witamin i minerałów może powodować problemy zdrowotne.

Ważne jest, aby dieta psa dostarczała wszystkich niezbędnych mikroelementów w zbilansowany sposób. Większość dostępnych na rynku karm dla psów ma formułę spełniającą te potrzeby, ale jeśli karmisz psa dietą domową, skonsultuj się ze swoim weterynarzem, aby upewnić się, że otrzymuje wszystkie potrzebne mu składniki odżywcze. Ponadto weterynarz może doradzić Ci w sprawie niezbędnych suplementów lub modyfikacji diety Twojego psa w oparciu o jego specyficzne potrzeby.

Znaczenie wody w żywieniu psów

Woda jest istotnym elementem żywienia psów i odgrywa kluczową rolę dla ich zdrowia i dobrego samopoczucia.

Oto dlaczego woda jest tak ważna dla psów:

Nawodnienie: Woda jest niezbędna do zapewnienia dobrego nawodnienia psów. Woda stanowi większość masy ciała psa, a każde funkcjonowanie organizmu zależy od odpowiedniego nawodnienia.

Regulacja temperatury: Psy pocą się tylko poprzez łapy i regulują temperaturę ciała przede wszystkim poprzez oddychanie i parowanie z pyska. Woda pomaga utrzymać optymalną temperaturę ciała podczas ćwiczeń i w gorącym klimacie.

Trawienie: Woda jest niezbędna do trawienia i wchłaniania składników odżywczych. Pomaga rozkładać pokarm w żołądku i wspomaga krążenie składników odżywczych w jelitach.

Wydalanie odpadów: Woda pomaga organizmowi usuwać odpady i odpady wraz z moczem i kałem. Prawidłowe nawodnienie jest niezbędne dla funkcjonowania nerek i utrzymania zdrowia dróg moczowych.

Ochrona stawów i narządów wewnętrznych: Woda działa jak smar dla stawów i chroni narządy wewnętrzne przed wstrząsami i uderzeniami.

Utrzymanie równowagi elektrolitowej: Woda pomaga utrzymać równowagę soli i elektrolitów w organizmie, co ma kluczowe znaczenie dla funkcjonowania mięśni i nerwów.

Zapobiegaj odwodnieniu: Odwodnienie u psów może prowadzić do szeregu problemów zdrowotnych, w tym zmniejszenia energii, letargu, zaburzeń czynności nerek, zmniejszenia apetytu i ryzyka udaru cieplnego. W ciężkich przypadkach odwodnienie może zagrozić życiu psa.

Ważne jest, aby zapewnić psu stały dostęp do źródła czystej, świeżej wody. Twoje dzienne zapotrzebowanie na wodę może się różnić w zależności od czynników takich jak rozmiar, wiek, aktywność fizyczna i klimat. Na przykład aktywne psy i psy żyjące w ciepłym klimacie mogą potrzebować więcej wody. Uważnie monitoruj poziom wody w misce psa i upewnij się, że jest ona zawsze uzupełniona.

Dodatkowo, jeśli zauważysz u swojego psa jakiekolwiek oznaki odwodnienia, takie jak suchość dziąseł, zapadnięte oczy, osłabienie lub ospałość, natychmiast skonsultuj się z weterynarzem. Odwodnienie to poważny stan wymagający natychmiastowego leczenia.

RODZAJE KARMY DLA PSÓW

Żywność komercyjna: krokiety, żywność w puszkach i żywność w puszkach

Komercyjne karmy dla psów, takie jak krokiety, karmy w puszkach i karmy w puszkach, są wygodnymi i powszechnie dostępnymi opcjami karmienia zwierząt domowych.

Oto przegląd trzech głównych kategorii żywności komercyjnej:

Kubeł:

Karma dla psów jest prawdopodobnie najpopularniejszym rodzajem dostępnej na rynku karmy dla psów. Są to karmy suche i chrupiące, produkowane metodą ekstruzji.

Plusy: Są wygodne do przechowywania, nie wymagają chłodzenia i są generalnie tańsze niż inne opcje. Mogą pomóc w utrzymaniu zdrowia zębów psa poprzez działanie ścierne podczas żucia.

Są dostępne w różnych formułach, aby zaspokoić specyficzne potrzeby psów w zależności od wieku, wielkości, aktywności i stanu zdrowia.

Pudła:

Konserwy to mokra żywność pakowana w puszki lub tuby.

Zalety: Są doskonałym źródłem nawodnienia, ponieważ zawierają większą ilość wody niż krokiety. Są one często cenione przez psy za ich intensywniejszy smak.

Mogą być przydatne dla starszych psów lub psów z problemami stomatologicznymi, ponieważ wymagają mniej żucia.

Konserwy:

Ta kategoria obejmuje wysokiej jakości mokrą karmę w puszkach, często zawierającą dobrej jakości, naturalne składniki.

Korzyści: Te produkty spożywcze zapewniają zrównoważone odżywianie i często nie zawierają konserwantów ani sztucznych barwników. Są one popularnym wyborem dla właścicieli, którzy chcą zapewnić swoim psom wysokiej jakości żywienie.

Oto kilka punktów, które należy wziąć pod uwagę przy wyborze pomiędzy tymi opcjami:

Wiek i wielkość psa: Potrzeby żywieniowe mogą się różnić w zależności od wieku i wielkości psa. Na przykład szczenięta, dorośli i starsze psy mogą wymagać różnych formuł karmy.

Styl życia i poziom aktywności: Aktywne psy lub rasy pracujące mogą wymagać diety zawierającej więcej kalorii i białka niż psy mniej aktywne.

Warunki zdrowotne: Niektóre psy mogą mieć schorzenia, które wymagają od nich unikania określonych składników lub stosowania specjalnej diety.

Konserwanty i dodatki: Sprawdź etykietę, aby zidentyfikować składniki i dodatki. Szukaj żywności zawierającej wysokiej jakości naturalne składniki i unikaj tych z nadmierną ilością konserwantów lub sztucznych barwników.

Porady weterynaryjne: Twój weterynarz może doradzić Ci w wyborze najlepszej karmy dla Twojego psa w oparciu o jego specyficzne potrzeby.

Ogólnie rzecz biorąc, najważniejsze jest zapewnienie psu kompletnej i zbilansowanej diety, która odpowiada jego potrzebom żywieniowym. Zarówno krokiety, jak i karmy w puszkach mogą być dobrym wyborem, o ile spełniają te wymagania. Możesz także rozważyć kombinację tych opcji, aby urozmaicić dietę swojego psa.

Domowe jedzenie

Domowe jedzenie może być zdrowym pod względem odżywczym wyborem do karmienia psa, ważne jest jednak, aby karmić go w sposób bezpieczny i zrównoważony.

Oto kilka wskazówek i uwag, o których należy pamiętać, jeśli chcesz przygotować domowe jedzenie dla swojego psa:

Konsultacja weterynaryjna: Zanim zaczniesz przygotowywać domową karmę dla swojego psa, skonsultuj się z lekarzem weterynarii. Twój lekarz weterynarii może pomóc Ci określić specyficzne potrzeby żywieniowe Twojego psa i doradzić, jak przygotować zbilansowaną, domową dietę.

Równowaga żywieniowa: Pamiętaj, aby zapewnić zbilansowaną dietę, która spełnia wszystkie potrzeby żywieniowe Twojego psa. Oznacza to włączenie wysokiej jakości białek, tłuszczów, węglowodanów, witamin i minerałów w odpowiednich ilościach. Ilość i rodzaj karmy będzie się różnić w zależności od wieku, wielkości i poziomu aktywności psa.

Źródła białka: Źródła białka mogą obejmować chude mięso (kurczak, indyk, wołowina, jagnięcina), ryby, jaja, produkty mleczne i rośliny strączkowe. Pamiętaj, aby gotować mięso, aby zapobiec ryzyku infekcji.

Źródła tłuszczu: Używaj zdrowych źródeł tłuszczu, takich jak oleje roślinne (na przykład olej rzepakowy lub oliwa z oliwek), aby zapewnić niezbędne kwasy tłuszczowe.

Źródła węglowodanów: Węglowodany mogą pochodzić ze zbóż, takich jak brązowy ryż, owies, ziemniaki i warzywa.

Owoce i warzywa: Do diety Twojego psa można włączyć owoce i warzywa, aby zapewnić im witaminy i błonnik. Niektóre psy lubią smak owoców, takich jak jabłka czy marchewki.

Unikaj szkodliwych składników: Unikaj spożywania pokarmów szkodliwych dla psów, takich jak winogrona, rodzynki, czekolada, cebula i czosnek. Upewnij się, że żywność nie zawiera przypraw, soli i cukru.

Bezpieczne przygotowanie: Gotuj żywność bezpiecznie, aby wyeliminować ryzyko skażenia bakteryjnego. Unikaj używania przypraw lub przypraw, które mogą być szkodliwe dla psów.

Monitorowanie wagi: Regularnie kontroluj wagę psa i dostosowuj ilość karmy do jego potrzeb. Spożycie kalorii powinno być odpowiednie, aby uniknąć nadwagi lub niedowagi.

Konsultacje okresowe: Okresowo omawiaj domową dietę swojego psa ze swoim lekarzem weterynarii, aby upewnić się, że jest zbilansowana i odpowiednia.

Stopniowe wprowadzanie: Jeśli zmieniasz dietę swojego psa z komercyjnej na domową i odwrotnie, rób to stopniowo, aby uniknąć problemów trawiennych.

Przygotowanie domowego jedzenia dla psa wymaga czasu, planowania i dbałości o szczegóły. Jeśli zostanie dobrze zrobione, może to być wybór zdrowy pod względem odżywczym. Jeśli jednak nie masz doświadczenia w przygotowywaniu karmy dla psów lub masz wątpliwości, czy zaspokoi ona potrzeby żywieniowe Twojego zwierzaka, zawsze najlepiej jest skonsultować się z lekarzem weterynarii lub dietetykiem zwierząt.

Żywność naturalna i dietetyczna

Naturalne, dietetyczne karmy dla psów są coraz popularniejszą opcją wśród właścicieli zwierząt domowych, którzy chcą zapewnić swoim psom zdrową, dobrze zbilansowaną dietę.

Oto kilka informacji na temat tego rodzaju żywności:

Naturalna żywność:

Naturalne karmy dla psów są formułowane przy użyciu wysokiej jakości składników, często w celu uniknięcia sztucznych konserwantów, barwników i aromatów. Te karmy składają się z naturalnych składników i mogą być idealnym wyborem dla właścicieli, którzy chcą zapewnić swojemu psu pożywienie bardziej podobne do tego, jakie otrzymywałby w środowisku naturalnym. Naturalna żywność może obejmować chude mięso, ryby, warzywa, owoce i węglowodany pełnoziarniste. Jednakże ważne jest, aby dokładnie przeczytać etykietę, aby upewnić się, że karma spełnia potrzeby żywieniowe Twojego psa.

Żywność dietetyczna:

Dietetyczne karmy dla psów zostały opracowane z myślą o rozwiązaniu konkretnych problemów zdrowotnych lub schorzeń. Te pokarmy są często przepisywane przez lekarza weterynarii i mogą być pomocne w leczeniu alergii, problemów trawiennych, problemów z sercem, nerkami lub wątrobą, nadwagi, cukrzycy i innych schorzeń. Pokarmy dietetyczne są formułowane tak, aby spełniać wyjątkowe potrzeby żywieniowe Twojego psa, w zależności od jego stanu zdrowia. Mogą zawierać składniki, takie jak hydrolizowane białko, rozpuszczalny błonnik lub określone poziomy składników odżywczych.

Wybierając naturalną lub dietetyczną karmę dla swojego psa, ważne jest, aby wziąć pod uwagę kilka czynników:

Konsultacja weterynaryjna: Przed wprowadzeniem znaczących zmian w diecie Twojego psa, zwłaszcza jeśli cierpi on na szczególne schorzenia, skonsultuj się z lekarzem weterynarii. Twój weterynarz może doradzić Ci najlepszą karmę dostosowaną do potrzeb Twojego psa.

Etykiety i składniki: Przeczytaj uważnie etykietę karmy, aby dowiedzieć się, jakie składniki zawiera i czy odpowiadają potrzebom Twojego psa. Pokarmy naturalne nie powinny zawierać konserwantów ani sztucznych barwników, natomiast karmy dietetyczne powinny zawierać określone składniki zalecane przez lekarza weterynarii.

Bilans żywieniowy: Upewnij się, że karma zapewnia Twojemu psu pełne i zbilansowane odżywianie, niezależnie od tego, czy jest to karma naturalna, czy dietetyczna.

Stopniowe wprowadzanie: Zmieniając dietę psa, rób to stopniowo, aby uniknąć problemów trawiennych.

Monitorowanie stanu zdrowia: Uważnie obserwuj stan zdrowia swojego psa podczas eksperymentowania z nową karmą. Należy zwrócić uwagę na wszelkie niepożądane reakcje lub zmiany w zachowaniu lub wyglądzie fizycznym.

Ogólnie rzecz biorąc, zarówno karmy naturalne, jak i dietetyczne mogą być dobrym wyborem, ale należy je wybierać w oparciu o specyficzne potrzeby żywieniowe i stan zdrowia psa. Konsultacja z weterynarzem lub dietetykiem może pomóc w podjęciu świadomych decyzji dotyczących karmienia psa.

WYBÓR ODPOWIEDNIEJ ŻYWNOŚCI

42

Wiek psa i potrzeby żywieniowe

Wiek Twojego psa odgrywa znaczącą rolę w określaniu jego potrzeb żywieniowych. Różne etapy życia psa wymagają określonego spożycia kalorii, proporcji składników odżywczych i składników, aby zapewnić jego zdrowie i dobre samopoczucie.

Oto jak potrzeby żywieniowe Twojego psa mogą się różnić w zależności od wieku:

Szczenięta:

Szczenięta wymagają diety bogatej w białko, tłuszcze i kalorie, aby wspierać wzrost, rozwój mięśni oraz tworzenie zdrowych kości i zębów.

Dieta szczeniąt jest często wzbogacana w wapń i fosfor, aby pobudzić wzrost kości.

Dietę szczenięcia należy podzielić na kilka posiłków dziennie, aby zaspokoić apetyt i zapotrzebowanie energetyczne.

Młode i dorosłe psy:

Młode i dorosłe psy wymagają zbilansowanej diety, aby utrzymać dobry ogólny stan zdrowia.

Ilość pokarmu i spożycie kalorii będą zależeć od wielkości psa i poziomu jego aktywności. Mniejsze rasy często wymagają mniej niż większe rasy.

Starsze psy:

Starsze psy mogą mieć inne potrzeby żywieniowe. Mogą wymagać diety o mniejszej zawartości kalorii, jeśli są mniej aktywni, aby uniknąć otyłości.

Niektóre starsze psy mogą odnieść korzyści z pokarmów o większej zawartości błonnika, aby promować regularność jelit, podczas gdy inne mogą potrzebować suplementów dla zdrowia stawów.

Starsze psy:

Starsze psy mogą mieć szczególne potrzeby związane ze starzeniem się, takie jak problemy ze stawami, wzrokiem lub trawieniem.

Karmy dla starszych psów często zawierają dodatkowe składniki odżywcze, takie jak przeciwutleniacze i kwasy tłuszczowe omega-3, które wspierają ogólny stan zdrowia i dobre samopoczucie w okresie starzenia.

Ogólnie rzecz biorąc, przy wyborze diety ważne jest, aby wziąć pod uwagę wiek psa oraz monitorować jego stan zdrowia i wagę, aby wprowadzić zmiany w diecie w oparciu o jego specyficzne potrzeby. Lekarz weterynarii może być cennym źródłem porad żywieniowych dla Twojego psa, biorąc pod uwagę jego wiek i stan zdrowia. Zwróć także uwagę na wszelkie oznaki starzenia się lub zmiany w stanie zdrowia psa i odpowiednio dostosuj jego dietę.

Rasa i wielkość psa

Rasa i wielkość psa odgrywają znaczącą rolę w określaniu jego potrzeb żywieniowych. Różne rasy i rozmiary psów mogą wpływać na ich metabolizm, wzrost, poziom aktywności i podatność na określone schorzenia.

Oto, jak rasa i wielkość psa mogą wpływać na jego potrzeby żywieniowe:

Rozmiar psa:

Małe psy: Małe psy często mają szybszy metabolizm i szybciej spalają kalorie. Potrzebują pokarmów o większej zawartości kalorii i składników odżywczych, aby wesprzeć ich poziom aktywności i uniknąć utraty wagi i niedoborów żywieniowych.

Psy średniej wielkości: Te psy mają podstawowe potrzeby żywieniowe i wymagają zbilansowanej karmy, która dostarcza odpowiednią ilość białek, tłuszczów i węglowodanów.

Psy ras dużych i olbrzymich: Psy ras dużych i olbrzymich często rosną wolniej i są narażone na problemy ze stawami. Potrzebują żywności o odpowiedniej równowadze wapnia i fosforu, aby wspierać wzrost kości i chronić stawy. Diety niskokaloryczne mogą pomóc w zapobieganiu otyłości, ponieważ psy dużych ras mogą być podatne na przybieranie na wadze.

Rasa psa:

Rasy pracujące: Rasy pracujące, takie jak owczarki niemieckie czy labradory retriever, są często bardzo aktywne i wymagają więcej kalorii, aby utrzymać swój poziom aktywności. Potrzebują pokarmów bogatych w białko i tłuszcze, aby utrzymać energię i siłę mięśni.

Małe rasy zwierząt domowych: Rasy zwierząt domowych, takie jak Chihuahua czy Pomorskie, mogą mieć delikatniejszy apetyt i mogą wymagać karmy o mniejszych rozmiarach lub przeznaczonej dla małych ras.

Rasy długowłose: Niektóre rasy długowłose, takie jak cocker spaniel czy pudel, mogą wymagać większej ilości składników odżywczych, aby ich sierść była zdrowa i lśniąca.

Rasy predysponowane do problemów zdrowotnych: Niektóre rasy są bardziej podatne na pewne schorzenia, takie jak otyłość, alergie lub choroby serca. Dietę można dostosować tak, aby uwzględnić te konkretne problemy.

Aby zapewnić psu odpowiednie odżywianie, należy wziąć pod uwagę jego wielkość i rasę. Skonsultuj się ze swoim weterynarzem lub dietetykiem, aby uzyskać szczegółowe wskazówki dostosowane do potrzeb Twojego psa. Należy także uważnie monitorować wagę, kondycję i ogólny stan zdrowia psa, aby wprowadzić zmiany w diecie w oparciu o jego specyficzne potrzeby.

Psy ze specjalnymi potrzebami żywieniowymi (szczenięta, seniorzy, psy aktywne, psy z alergiami)

Psy ze specjalnymi potrzebami żywieniowymi wymagają starannie dobranej diety, odpowiadającej ich specyficznym potrzebom.

Oto kilka kategorii psów ze specjalnymi potrzebami żywieniowymi i sposobami radzenia sobie z nimi:

Szczenięta:

Szczenięta potrzebują diety bogatej w białko i kalorie, aby wspierać wzrost, rozwój mięśni oraz tworzenie zdrowych kości i zębów.

Dieta szczeniąt jest często wzbogacana w wapń i fosfor, aby pobudzić wzrost kości.

Dawki pokarmowe należy rozłożyć na kilka posiłków dziennie, tak aby zaspokoić apetyt i zapotrzebowanie energetyczne.

Starsze psy:

Starsze psy mogą mieć różne potrzeby związane ze starzeniem się, takie jak problemy ze stawami, wzrokiem lub trawieniem.

Karmy dla starszych psów często zawierają dodatkowe składniki odżywcze, takie jak przeciwutleniacze i kwasy tłuszczowe omega-3, które wspierają ogólny stan zdrowia i dobre samopoczucie w okresie starzenia.

Aktywne psy:

Psy bardzo aktywne, na przykład te uprawiające sport lub wytężoną aktywność fizyczną, wymagają diety zawierającej odpowiednią ilość białka i węglowodanów, aby zapewnić energię i wytrzymałość.

Dla tych psów odpowiednia może być dieta wysokowydajna lub wysokobiałkowa, ale ważne jest, aby unikać nadmiaru kalorii, aby zapobiec otyłości.

Psy z alergią lub nietolerancją pokarmową:

U niektórych psów może rozwinąć się alergia lub nietolerancja pokarmowa na określone składniki, takie jak kurczak, pszenica lub kukurydza.

W takich przypadkach ważne jest, aby zidentyfikować alergeny lub problematyczne składniki i wybrać żywność niezawierającą tych składników. Egzotyczne pokarmy mięsne, takie jak kaczka lub łosoś, mogą być korzystne dla psów z alergią.

Psy ze specyficznymi schorzeniami:

Niektóre psy mogą mieć szczególne schorzenia, które wymagają unikania określonych składników lub składników odżywczych. Na przykład psy z kamieniami moczowymi mogą wymagać diety o niskiej zawartości minerałów.

Twój lekarz weterynarii może zalecić określone pokarmy opracowane w celu leczenia schorzeń Twojego psa.

We wszystkich tych przypadkach niezbędna jest konsultacja z lekarzem weterynarii, aby upewnić się, że żywienie psa odpowiada jego specyficznym potrzebom. Twój weterynarz może doradzić Ci, jaka żywność lub suplementy są odpowiednie i jakie dawki należy podawać. Należy także uważnie monitorować stan zdrowia psa i jego reakcję na karmienie, aby dostosować karmę do jego potrzeb.

Oceń etykietę żywności

Ocena etykiety karmy dla psów ma kluczowe znaczenie dla zapewnienia, że karma spełnia potrzeby żywieniowe psa i jest wysokiej jakości.

Oto jak ocenić etykietę karmy dla psów:

Lista składników:

Składniki są wymienione w kolejności malejącej według wagi, przy czym główny składnik znajduje się na górze listy. Upewnij się, że głównym składnikiem jest wysokiej jakości źródło białka, takie jak chude mięso lub ryba.

Unikaj żywności, której lista składników jest pełna wypełniaczy, takich jak kukurydza, pszenica lub soja, jako pierwszych składników.

Białka:

Sprawdź zawartość białka. Procent białka powinien być odpowiedni do potrzeb psa w zależności od wieku, wielkości i poziomu aktywności.

Należy określić źródła białka (np. „kurczak" zamiast „mięso").

Tłuszcze:

Oceń zawartość tłuszczu. Tłuszcze dostarczają energii i są ważne dla zdrowia skóry i sierści psa.

Kwasy tłuszczowe omega-3 i omega-6 mogą być korzystne dla skóry i sierści.

Węglowodany:

Sprawdź zawartość węglowodanów. Psy nie wymagają dużej ilości węglowodanów w swojej diecie, dlatego spożycie węglowodanów powinno być umiarkowane.

Błonnik:

Ilość błonnika może mieć znaczenie dla zdrowia układu trawiennego. Niektóre pokarmy zawierają rozpuszczalny lub nierozpuszczalny błonnik, który wspomaga regularność jelit.

Witaminy i minerały:

Upewnij się, że na etykiecie podany jest dodatek witamin i minerałów niezbędnych dla zdrowia Twojego psa.

Dodatki i konserwanty:

Sprawdź, czy nie ma dodatków i konserwantów. Wysokiej jakości żywność powinna zawierać jak najmniej sztucznych składników.

Instrukcje stosowania:

Postępuj zgodnie ze wskazówkami na etykiecie, aby określić ilość karmy dla psa w zależności od jego wagi i konkretnych potrzeb.

Informacje o producencie:

Poszukaj informacji o producencie, w tym danych kontaktowych i numeru telefonu obsługi klienta.

Termin ważności:

Sprawdź datę ważności żywności, aby upewnić się, że jest świeża.

Konsultacja weterynaryjna:

Jeśli Twój pies ma specjalne potrzeby żywieniowe lub problemy zdrowotne, skonsultuj się ze swoim lekarzem weterynarii w celu uzyskania konkretnych sugestii żywieniowych.

Pamiętaj, że każdy pies to indywidualna jednostka o wyjątkowych potrzebach, dlatego etykietę karmy należy interpretować w oparciu o specyficzne potrzeby Twojego psa. Skonsultuj się ze swoim weterynarzem, aby określić najlepszą karmę dla Twojego futrzanego przyjaciela na podstawie jego wieku, wielkości, poziomu aktywności i stanu zdrowia.

DOMOWE JEDZENIE

Przepisy i przygotowywanie domowych posiłków

Oto kilka przepisów i ogólne wytyczne dotyczące przygotowywania domowych posiłków dla Twojego psa. Zanim zaczniesz przygotowywać karmę dla swojego psa, skonsultuj się ze swoim lekarzem weterynarii lub dietetykiem, aby upewnić się, że żywienie jest zbilansowane i dostosowane do specyficznych potrzeb Twojego psa.

Ważna uwaga: te przepisy służą wyłącznie celom informacyjnym. Przed wprowadzeniem jakichkolwiek znaczących zmian w diecie psa należy koniecznie skonsultować się z lekarzem weterynarii lub specjalistą ds. żywienia zwierząt.

1. Przepis na kurczaka i ryż dla psów:

Składniki:

- 2 szklanki ugotowanego, rozdrobnionego kurczaka (bez kości i skóry)
- 1 szklanka ugotowanego brązowego ryżu
- 1/2 szklanki gotowanych warzyw (takich jak marchew, groszek lub cukinia)
- 1 łyżka oleju roślinnego (np. oliwy z oliwek)
- 1 łyżeczka suplementu wapnia

Instrukcje:

Gotuj kurczaka i ryż oddzielnie, aż będą dobrze ugotowane i ostudzone.

Gotuj także warzywa do miękkości.

W misce wymieszaj kurczaka, ryż, warzywa, olej i dodatek wapnia.

Podawaj psu posiłek, gdy ma temperaturę pokojową.

2. Przepis na mieloną wołowinę i słodkie ziemniaki dla
   psów:

Składniki:

- 2 szklanki chudego mięsa mielonego (takiego jak
  wołowina lub indyk)
- 1 szklanka gotowanych i puree ze słodkich ziemniaków
- 1/2 szklanki ugotowanej i pokrojonej w kostkę cukinii
- 1 łyżka oleju kokosowego
- 1 łyżeczka suplementu wapnia

Instrukcje:

Gotuj mieloną wołowinę, aż będzie całkowicie ugotowana i
ostudzona.

Gotuj słodkie ziemniaki i cukinię do miękkości.

Ziemniaki rozgnieć, a cukinię pokrój w kostkę.

W misce wymieszaj mieloną wołowinę, słodkie ziemniaki,
cukinię, olej kokosowy i suplement wapnia.

Podawać posiłek, gdy ma temperaturę pokojową.

Ogólne wytyczne dotyczące przygotowywania domowych
posiłków:

Upewnij się, że mięso jest całkowicie ugotowane, aby uniknąć
ryzyka skażenia bakteryjnego.

Unikaj używania przypraw, soli i przypraw, które mogą być
szkodliwe dla psów.

Dodaj źródło zdrowych tłuszczów, takie jak oliwa z oliwek lub olej
kokosowy.

Różnorodność jest kluczem. Łącz źródła białka, warzywa i
węglowodany, aby zapewnić swojemu psu zbilansowaną dietę.

Monitoruj wagę i stan zdrowia swojego psa oraz wprowadzaj zmiany w diecie w zależności od jego potrzeb.

Pamiętaj, że potrzeby żywieniowe poszczególnych psów są różne, dlatego ważne jest, aby skonsultować się ze specjalistą w celu ustalenia najlepszej diety dla Twojego czworonożnego przyjaciela.

Idealne składniki

Idealne składniki do przygotowania domowych posiłków dla Twojego psa powinny być starannie dobrane, aby zapewnić, że karma jest zbilansowana i kompletna pod względem odżywczym.

Oto kilka idealnych składników, które warto wziąć pod uwagę:

Wysokiej jakości źródła białka:

- Chude mięso (kurczak, indyk, wołowina, jagnięcina, wieprzowina)
- Ryby (łosoś, tuńczyk, makrela)
- Jajka (dostarczają wysokiej jakości białka)
- Produkty mleczne (sery odtłuszczone, jogurty bez dodatku cukru)

Źródła zdrowych tłuszczów:

- Oliwa z oliwek
- Olej kokosowy
- Olej rybny (zawierający kwasy tłuszczowe omega-3)
- Masło Orzechowe (Bez Ksylitolu)

Węglowodany pełnoziarniste:

- brązowy ryż
- Owies
- Słodkie ziemniaki
- owsianka
- Komosa ryżowa

Warzywa:

- Marchew
- Groszek

- Cukinie
- szpinak
- Dynia
- brokuły
- Seler

Owoce (w małych ilościach):

- Jabłka (bez pestek)
- Banany
- Jagody
- Truskawki

Suplementy diety:

- Suplementy wapnia (jeśli nie występuje w niezbędnych ilościach w składnikach)
- Suplementy witaminowe i mineralne, jeśli zalecił to lekarz weterynarii

Pamiętaj, że proporcje i różnorodność składników są kluczem do zapewnienia zbilansowanej żywności. Na przykład powinieneś uwzględnić w diecie swojego psa źródło chudego białka, pełnoziarnistych węglowodanów i warzyw. Unikaj szkodliwych składników, takich jak winogrona, rodzynki, czekolada, cebula i czosnek.

Chociaż te składniki stanowią punkt wyjścia, ważne jest, aby dostosować żywienie do konkretnych potrzeb psa, takich jak wiek, wielkość, poziom aktywności i stan zdrowia. Ponadto przed wprowadzeniem znaczących zmian w diecie psa należy zawsze skonsultować się z lekarzem weterynarii lub dietetykiem zwierząt domowych, aby upewnić się, że jest ona odpowiednio zbilansowana i kompletna pod względem odżywczym.

Czego należy unikać w domowej diecie

Przygotowując domową dietę dla psa, ważne jest, aby unikać pewnych pokarmów i praktyk, które mogą być szkodliwe dla jego zdrowia.

Oto kilka rzeczy, których należy unikać:

Toksyczne pokarmy dla psów:

Unikaj pokarmów, o których wiadomo, że są toksyczne dla psów, takich jak winogrona, rodzynki, czekolada, cebula, czosnek, pokarmy zawierające ksylitol (sztuczny słodzik) i awokado.

Gotowane kości:

Gotowane kości mogą pękać i powodować poważne obrażenia lub niedrożność jelit. Unikaj podawania psu gotowanych kości.

Sól i przyprawy:

Unikaj dodawania soli lub przypraw, takich jak przyprawy lub sosy, do posiłków psa. Nadmiar sodu może być szkodliwy dla zdrowia.

Cukier:

Unikaj żywności zawierającej dodatek cukru, takiej jak słodycze lub żywność pakowana. Nadmiar cukru może prowadzić do problemów zdrowotnych, takich jak otyłość i choroby zębów.

Tłuste lub pikantne potrawy:

Pokarmy zbyt tłuste lub pikantne mogą powodować problemy trawienne lub biegunkę. Unikaj podawania psu zbyt przyprawionych lub pikantnych potraw.

Przeterminowana lub skażona żywność:

Upewnij się, że składniki, których używasz, są świeże i bezpieczne do spożycia przez ludzi. Unikaj używania przeterminowanej lub skażonej żywności.

Nadmiar wypełniaczy i dodatków:

Jako głównych składników należy unikać produktów o dużej zawartości wypełniaczy, takich jak kukurydza, pszenica lub soja. Staraj się, aby Twoja dieta była zbilansowana i pozbawiona zbędnych dodatków.

Zaniedbywanie potrzeb żywieniowych:

Nie lekceważ znaczenia zbilansowanej diety. Upewnij się, że dieta Twojego psa dostarcza w zrównoważony sposób wysokiej jakości białka, tłuszcze, węglowodany, witaminy i minerały.

Nagłe zmiany w diecie:

Nie dokonuj nagłych zmian w diecie psa. Przejścia należy wprowadzać stopniowo, aby uniknąć problemów trawiennych.

Samodiagnoza i samoleczenie:

Nie próbuj diagnozować ani leczyć schorzeń swojego psa za pomocą diety bez konsultacji z weterynarzem. Niektóre schorzenia wymagają specjalnego leczenia.

Przed wprowadzeniem jakichkolwiek znaczących zmian w diecie psa lub włączeniem do jego diety nowych pokarmów, ważne jest, aby skonsultować się z lekarzem weterynarii lub dietetykiem zwierząt domowych. Specjaliści ci mogą udzielić konkretnych porad dostosowanych do potrzeb Twojego psa i zapewnić, że jego dieta jest bezpieczna i zbilansowana.

ŻYWNOŚĆ, KTÓREJ NALEŻY UNIKAĆ

Toksyczne pokarmy dla psów

Istnieje wiele pokarmów, które są bezpieczne dla ludzi, ale mogą być toksyczne dla psów.

Oto lista pokarmów, których absolutnie należy unikać w diecie psa:

Winogrona i rodzynki: Nawet w małych ilościach winogrona i rodzynki mogą powodować niewydolność nerek u psów.

Czekolada: zawiera teobrominę, która jest toksyczna dla psów i może powodować problemy z sercem, układem nerwowym i układem żołądkowo-jelitowym. Szczególnie niebezpieczna jest gorzka czekolada.

Cebula i czosnek: zawierają związki, które mogą uszkadzać czerwone krwinki psów, prowadząc do pewnego rodzaju anemii.

Awokado: zawiera substancję zwaną persyną, która może być toksyczna dla psów i powodować problemy żołądkowo-jelitowe i oddechowe.

Ksylitol: sztuczny słodzik występujący w wielu produktach bezcukrowych, takich jak guma do żucia i słodycze. Ksylitol może powodować gwałtowny wzrost poziomu insuliny u psów, co prowadzi do niebezpiecznego spadku poziomu cukru we krwi.

Alkohol: Nawet niewielkie ilości alkoholu mogą być szkodliwe dla psów i prowadzić do zatrucia.

Kawa i kofeina: Zawierają substancje chemiczne podobne do teobrominy w czekoladzie i mogą powodować problemy z sercem, układem nerwowym i układem żołądkowo-jelitowym u psów.

Sól: Zbyt dużo soli może powodować nadmierne pragnienie, podwyższone ciśnienie krwi i problemy z nerkami u psów.

Mleko i produkty mleczne: Wiele psów nie toleruje laktozy i po spożyciu produktów mlecznych może wystąpić biegunka lub problemy żołądkowo-jelitowe.

Orzechy makadamia: Nawet w małych ilościach orzechy makadamia mogą powodować problemy, takie jak wymioty, biegunka, drżenie i osłabienie u psów.

Karma dla kotów: Karma dla kotów nie jest dostosowana do potrzeb żywieniowych psów i może brakować im niezbędnych składników odżywczych.

Gotowane kości: Gotowane kości mogą pękać i powodować poważne obrażenia lub niedrożność jelit. Unikaj podawania psu gotowanych kości.

Żywność zawierająca ksylitol: Dokładnie sprawdzaj skład pakowanej żywności, ponieważ ksylitol jest coraz częściej stosowany w produktach spożywczych.

Pokarmy mocno przyprawione: Pokarmy takie jak pikantne potrawy, kiełbaski lub przekąski bogate w sól i przyprawy mogą powodować problemy trawienne u psów.

Pamiętaj, aby trzymać te pokarmy poza zasięgiem psa, a także poinformować członków rodziny lub gości o liście pokarmów toksycznych dla psów. Jeśli Twój pies przypadkowo połknie którykolwiek z tych pokarmów lub wykazuje oznaki zatrucia, natychmiast skontaktuj się z lekarzem weterynarii lub ośrodkiem kontroli zatruć zwierząt. Szybka pomoc lekarska może mieć wpływ na zdrowie i przeżycie Twojego psa.

Pokarmy szkodliwe dla zdrowia psów

Oprócz szczególnie toksycznych pokarmów, istnieją pewne pokarmy, które podawane regularnie lub w dużych ilościach mogą być szkodliwe dla zdrowia psów.

Oto niektóre z tych pokarmów, które należy ograniczyć lub których należy unikać w diecie psa:

Żywność o wysokiej zawartości tłuszczu: Nadmierne spożycie żywności o wysokiej zawartości tłuszczu może prowadzić do otyłości i powiązanych problemów zdrowotnych, takich jak cukrzyca.

Przetworzone mięso: Przetworzone mięso, takie jak bekon lub kiełbaski, może zawierać nadmiar tłuszczu i soli, które są niezdrowe dla psów.

Pikantne potrawy: Pikantne potrawy mogą powodować rozstrój żołądka u psów.

Smażone potrawy: Smażone potrawy często zawierają dużo tłuszczu i mogą być trudne do strawienia dla psów.

Słodzone jedzenie śniadaniowe: Płatki zbożowe i inne produkty śniadaniowe o wysokiej zawartości cukru mogą prowadzić do otyłości i powiązanych problemów zdrowotnych.

Sery i produkty mleczne: Wiele psów nie toleruje laktozy i po spożyciu produktów mlecznych może wystąpić biegunka.

Pokarmy o wysokiej zawartości soli: Nadmierne spożycie soli może prowadzić do problemów z nerkami i wysokiego ciśnienia krwi u psów.

Orzechy: Niektóre orzechy, takie jak orzechy makadamia, mogą być toksyczne dla psów.

Cebule cebuli i czosnku: Nawet jeśli nie są spożywane w dużych ilościach, cebula i czosnek mogą powodować uszkodzenie czerwonych krwinek psów.

Pokarmy o niskiej zawartości błonnika: Dieta uboga w błonnik może prowadzić do problemów z zaparciami u psów.

Zbyt wysoka zawartość błonnika: Z drugiej strony dieta bogata w błonnik może powodować biegunkę.

Pokarmy o wysokiej zawartości szczawianów: Pokarmy bogate w szczawiany, takie jak szpinak i buraki, mogą przyczyniać się do powstawania kamieni nerkowych.

Alkohol: Nawet niewielkie ilości alkoholu mogą być toksyczne dla psów i powodować zatrucie.

Niezbilansowana dieta człowieka: W diecie człowieka może brakować niezbędnych składników odżywczych dla psów, dlatego nie zaleca się karmienia ich bez uważnego nadzoru.

Pokarmy zawierające sztuczne dodatki: Sztuczne dodatki, takie jak barwniki lub konserwanty, mogą powodować działania niepożądane u psów. Najlepiej ograniczyć stosowanie żywności zawierającej sztuczne składniki.

Pamiętaj, że karma dla psów powinna stanowić większość diety Twojego zwierzaka i powinna być formułowana tak, aby spełniać jego specyficzne potrzeby żywieniowe. Jeśli masz jakiekolwiek wątpliwości dotyczące bezpieczeństwa lub zdrowotności karmy dla Twojego psa, skonsultuj się ze swoim lekarzem weterynarii lub specjalistą ds. żywienia zwierząt domowych.

Toksyczność pokarmowa u psów

Toksyczność pokarmowa u psów może wystąpić, gdy pies spożywa żywność lub substancje szkodliwe dla jego zdrowia. Incydenty te mogą obejmować łagodne zaburzenia żołądkowo-jelitowe lub sytuacje zagrażające życiu.

Oto niektóre z najczęstszych toksyczności pokarmowych u psów:

Toksyczność czekolady: Czekolada zawiera teobrominę i kofeinę, które są toksyczne dla psów. Stopień toksyczności zależy od rodzaju i ilości spożytej czekolady. Objawy obejmują wymioty, biegunkę, przyspieszone bicie serca, drżenie i drgawki. W ciężkich przypadkach może prowadzić do niewydolności serca, a nawet śmierci.

Toksyczność winogron i rodzynek: Skutki toksyczności winogron i rodzynek mogą się znacznie różnić u psów, ale mogą obejmować wymioty, biegunkę, letarg i niewydolność nerek. Nawet niewielka ilość winogron lub rodzynek może być niebezpieczna.

Toksyczność czosnku i cebuli: Czosnek i cebula zawierają związki, które mogą uszkadzać czerwone krwinki psów, prowadząc do pewnego rodzaju anemii. Objawy mogą obejmować wymioty, biegunkę, letarg i trudności w oddychaniu.

Toksyczność ksylitolu: Ksylitol to sztuczny słodzik występujący w wielu produktach bezcukrowych, takich jak guma do żucia i słodycze. Ksylitol może powodować gwałtowny wzrost poziomu insuliny u psów, co prowadzi do niebezpiecznego spadku poziomu cukru we krwi. Objawy mogą obejmować wymioty, letarg, zaburzenia koordynacji, a nawet drgawki.

Toksyczność nabiału: Wiele psów nie toleruje laktozy, co oznacza, że nie są w stanie strawić laktozy znajdującej się w produktach mlecznych. Może to powodować biegunkę, gazy i dyskomfort żołądkowo-jelitowy.

Toksyczność dla kości: Mimo że nie jest to pokarm, podawanie kości psom może powodować poważne problemy. Kości mogą pękać i powodować obrażenia jamy ustnej, gardła, przełyku lub jelit psa.

Toksyczność dla produktów drożdżowych: Spożycie surowych produktów drożdżowych (takich jak niegotowany makaron) może prowadzić do fermentacji w żołądku psa, powodując wzdęcia i ból brzucha.

Toksyczność soli: Nadmiar soli może powodować nadmierne pragnienie, podwyższone ciśnienie krwi i problemy z nerkami u psów.

W przypadku podejrzenia toksyczności pokarmowej należy natychmiast skonsultować się z lekarzem weterynarii lub ośrodkiem kontroli zatruć zwierząt. W niektórych przypadkach wczesne leczenie może zadecydować o przeżyciu i zagrożeniu życia psa. Zapobieganie jest kluczem do uniknięcia takich sytuacji poprzez upewnienie się, że Twój pies nie ma dostępu do szkodliwej lub toksycznej żywności.

PRZEMIANA ŻYWNOŚCI

Zmień rodzaj diety psa

Zmiana diety psa wymaga ostrożności i uwagi, aby zapewnić płynne przejście.

Oto jak to zrobić bezpiecznie:

Konsultacja weterynaryjna: Przed wprowadzeniem jakichkolwiek znaczących zmian w diecie Twojego psa, skonsultuj się z lekarzem weterynarii. Omów powody zmiany i uzyskaj poradę, jak to zrobić bezpiecznie i odpowiednio, w oparciu o specyficzne potrzeby Twojego psa.

Stopniowe zmiany: Nie zmieniaj nagle karmy dla psa, ponieważ może to spowodować problemy żołądkowo-jelitowe, takie jak wymioty lub biegunka. Zamiast tego wprowadzaj zmiany stopniowo. Mieszaj nową karmę ze starą i stopniowo zwiększaj ilość nowej karmy, zmniejszając jednocześnie ilość starej w ciągu 7 do 10 dni lub dłużej, w zależności od reakcji psa.

Uważna obserwacja: W okresie przejściowym uważnie monitoruj zachowanie i zdrowie swojego psa. Jeśli zauważysz oznaki zaburzeń żołądkowo-jelitowych, zmniejsz ilość nowego pokarmu lub spowolnij proces przejścia.

Zbilansowane żywienie: Upewnij się, że nowa karma spełnia potrzeby żywieniowe Twojego psa, biorąc pod uwagę wiek, wielkość, poziom aktywności i stan zdrowia. Możesz wybrać wysokiej jakości karmę komercyjną lub przygotować zbilansowane domowe posiłki we współpracy z lekarzem weterynarii lub dietetykiem zwierząt.

Różnorodność: różnorodność jest ważna, aby zapewnić Twojemu psu wszystkie potrzebne mu składniki odżywcze. Nie ograniczaj się do jednego rodzaju żywności lub marki, ale zmieniaj ją okresowo, aby zapewnić zbilansowaną dietę.

Regularne kontrole: Kontynuuj monitorowanie stanu zdrowia i wagi psa oraz wprowadzanie wszelkich niezbędnych zmian w diecie w zależności od jego potrzeb.

Nawodnienie: Upewnij się, że Twój pies ma zawsze dostęp do odpowiedniej ilości świeżej wody. Woda jest niezbędna do trawienia i ogólnego stanu zdrowia.

Unikaj smakołyków między posiłkami: Ogranicz liczbę smakołyków między głównymi posiłkami, ponieważ przejadanie się między posiłkami może prowadzić do nadmiernego spożycia kalorii.

Ćwiczenia: Dbaj o aktywność psa, regularnie ćwicząc, ponieważ zbilansowanej diecie musi towarzyszyć zdrowy tryb życia.

Regularne konsultacje weterynaryjne: Zaplanuj regularne kontrole weterynaryjne, aby monitorować stan zdrowia psa i uzyskać porady dotyczące odpowiedniego odżywiania.

Zmiana diety psa to ważny krok dla jego zdrowia i dobrego samopoczucia, dlatego ważne jest, aby zrobić to przemyślanie i ostrożnie. Twój lekarz weterynarii jest najlepszym źródłem informacji, które bezpiecznie i skutecznie przeprowadzi Cię przez tę zmianę.

Jak uniknąć problemów trawiennych w okresie przejściowym

Unikanie problemów trawiennych podczas zmiany diety u psa wymaga stopniowej i ostrożnej zmiany diety.

Oto kilka wskazówek, jak zminimalizować problemy trawienne w okresie przejściowym:

Stopniowa zmiana: Nie zmieniaj nagle jednego rodzaju jedzenia na inny. Stopniowo wprowadzaj nową karmę do diety psa. Zacznij od zmieszania małych ilości nowej karmy ze starą.

Faza przejściowa: Wykonuj przejście etapami. Na przykład możesz zaplanować przejście na 7-10 dni. Przez pierwsze kilka dni większość posiłku będzie stanowić stara karma, z niewielką ilością nowej karmy. W miarę upływu dni stopniowo zwiększaj ilość nowej karmy i zmniejszaj ilość starej.

Obserwuj swojego psa: uważnie monitoruj zachowanie i zdrowie swojego psa w okresie przejściowym. Jeśli zauważysz oznaki zaburzeń żołądkowo-jelitowych, takie jak wymioty, biegunka lub letarg, rozważ spowolnienie przejścia i powrót do wcześniejszej fazy.

Nawodnienie: Upewnij się, że Twój pies ma zawsze dostęp do odpowiedniej ilości świeżej wody. Nawodnienie jest ważne dla trawienia.

Mdłe pokarmy: W fazie przejściowej możesz rozważyć wprowadzenie do diety psa łagodnych pokarmów, takich jak gotowany ryż lub gotowany kurczak. Te pokarmy mogą być łatwiejsze do strawienia i pomóc złagodzić wszelkie problemy żołądkowo-jelitowe.

Sprawdź zawartość błonnika: Jeśli Twój pies ma częste problemy z trawieniem, możesz wybrać nową karmę zawierającą wysokiej jakości błonnik lub uzupełnić dietę błonnikiem, aby poprawić zdrowie jelit.

Unikaj smakołyków między posiłkami: W okresie przejściowym ogranicz liczbę smakołyków i przekąsek pomiędzy głównymi posiłkami. Przejadanie się między posiłkami może mieć wpływ na zdolność żołądka psa do przystosowania się do nowego pokarmu.

Monitoruj wagę: Zwróć uwagę na wagę psa w okresie przejściowym. Niektóre psy mogą przybrać na wadze, jeśli nowa dieta będzie bardziej kaloryczna lub smaczna, dlatego należy odpowiednio dostosować porcje.

Konsultacja weterynaryjna: Jeśli problemy z trawieniem utrzymują się lub nasilają w okresie przejściowym, skonsultuj się z lekarzem weterynarii. Mogą istnieć inne przyczyny wymagające pomocy lekarskiej.

Pamiętaj, że każdy pies jest indywidualnością i może inaczej reagować na zmiany pokarmowe. Kluczem jest cierpliwość i uważna obserwacja psa, aby wprowadzić niezbędne zmiany w zależności od jego potrzeb. Jeśli masz wątpliwości dotyczące zmiany diety Twojego psa, skonsultuj się ze swoim lekarzem weterynarii.

PRAWIDŁOWE ŻYWIENIE W ZALEŻNOŚCI OD WIEKU

Jedzenie dla szczeniąt

Żywienie szczeniąt ma kluczowe znaczenie dla zapewnienia zdrowego wzrostu i rozwoju.

Oto kilka wskazówek dotyczących prawidłowego karmienia szczeniąt:

Mleko matki: Jeśli to możliwe, szczenięta powinny być karmione piersią przez matkę w pierwszych kilku tygodniach życia. Mleko matki dostarcza niezbędnych składników odżywczych i pomaga wzmocnić układ odpornościowy.

Stopniowa zmiana: Kiedy nadchodzi czas wprowadzenia pokarmu stałego (zwykle w wieku około 3-4 tygodni), rób to stopniowo. Zacznij od małych ilości określonej karmy dla szczeniąt, zmieszanych z wodą, aby ułatwić żucie.

Wysokiej jakości karma dla szczeniąt: Wybierz wysokiej jakości karmę dla szczeniąt, dostosowaną do ich potrzeb żywieniowych. Upewnij się, że zawiera wysokiej jakości białka, tłuszcze, witaminy i minerały niezbędne do zdrowego wzrostu.

Regularna dystrybucja: zapewniaj regularne posiłki o przewidywalnych porach. Zwykle szczenięta powinny być karmione 3-4 razy dziennie. Dokładna ilość będzie się różnić w zależności od wieku, wielkości i indywidualnych potrzeb szczenięcia.

Nawodnienie: Upewnij się, że szczeniak ma zawsze dostęp do odpowiedniej ilości świeżej wody.

Odpowiednie porcje: Nie przepełniaj szczenięcia. Postępuj zgodnie ze wskazówkami dotyczącymi zalecanej ilości na opakowaniu żywności, ale pamiętaj, że indywidualne potrzeby mogą się różnić.

Różnorodność i równowaga: zapewniaj różnorodne, wysokiej jakości karmy dla szczeniąt, aby zapewnić im szeroką gamę składników odżywczych. Upewnij się, że Twoja dieta jest zbilansowana pomiędzy białkami, tłuszczami i węglowodanami.

Uważaj na alergie: u niektórych szczeniąt mogą rozwinąć się alergie pokarmowe. Jeśli zauważysz oznaki nietolerancji, takie jak swędzenie lub dyskomfort żołądkowo-jelitowy, skonsultuj się z weterynarzem.

Monitorowanie wzrostu: Kontroluj wagę i wzrost szczenięcia. Upewnij się, że rośnie równomiernie, ale nie nadmiernie, ponieważ otyłość może być szkodliwa.

Konsultacja weterynaryjna: Skonsultuj się ze swoim lekarzem weterynarii w celu uzyskania porady żywieniowej. Twój lekarz weterynarii może pomóc Ci w ustaleniu konkretnego planu żywienia dla szczenięcia, w oparciu o jego indywidualne potrzeby.

Karma mokra lub sucha: Możesz wybierać pomiędzy karmą mokrą lub suchą. Sucha karma może pomóc w utrzymaniu czystości zębów, a mokra karma bardziej nawilża. Wiele osób łączy jedno i drugie.

Przekąski i smakołyki: Ogranicz liczbę przekąsek i smakołyków pomiędzy głównymi posiłkami, ponieważ podawane w nadmiarze mogą przyczynić się do otyłości.

Edukacja żywieniowa: Naucz szczeniaka jeść w sposób zdyscyplinowany i szanować zaplanowane posiłki. Może to pomóc uniknąć w przyszłości problemów behawioralnych związanych z dietą.

Każdy szczeniak jest indywidualnością, dlatego ważne jest, aby dostosować żywienie do jego specyficznych potrzeb. Weterynarz specjalizujący się w żywieniu zwierząt może pomóc w opracowaniu planu posiłków odpowiedniego dla Twojego szczenięcia. Prawidłowe żywienie w pierwszych miesiącach życia psa ma kluczowe znaczenie dla zdrowia i dobrego samopoczucia Twojego psa w przyszłości.

Karma dla dorosłych psów

Żywienie dorosłych psów jest niezbędne, aby utrzymać je w zdrowiu i dobrej kondycji.

Oto kilka ogólnych wskazówek dotyczących prawidłowego karmienia dorosłego psa:

Wybór karmy: Wybierz karmę wysokiej jakości przeznaczoną dla dorosłych psów. Możesz wybrać karmę suchą (krokiety) lub mokrą (puszki lub karma w puszkach), w zależności od preferencji Twojego psa. Upewnij się, że żywność zawiera wysokiej jakości składniki i zapewnia zbilansowaną dietę.

Odpowiednia porcja: Zapotrzebowanie kaloryczne różni się w zależności od wieku, wielkości, poziomu aktywności i rasy psa. Na początek postępuj zgodnie ze wskazówkami dotyczącymi zalecanej ilości na opakowaniu żywności. Należy jednak pamiętać, że indywidualne potrzeby mogą się różnić, dlatego może być konieczne dostosowanie dawki w zależności od wagi i poziomu aktywności psa.

Podział posiłków: Większość dorosłych psów dobrze sobie radzi, jedząc dwa posiłki dziennie, ale indywidualne potrzeby mogą się różnić. Upewnij się, że przestrzegasz stałych pór posiłków.

Nawodnienie: Zapewnij swojemu psu stały dostęp do miski ze świeżą wodą. Nawodnienie jest niezbędne dla zdrowia Twojego psa.

Unikaj nadmiernego obżarstwa: Ogranicz liczbę przekąsek i smakołyków pomiędzy głównymi posiłkami. Podjadanie między posiłkami może prowadzić do otyłości.

Różnorodność i równowaga: Upewnij się, że dostarczane jedzenie jest zrównoważone pod względem białek, tłuszczów, węglowodanów, witamin i minerałów. Możesz okresowo zmieniać dietę swojego psa, aby zapewnić mu różnorodne składniki odżywcze.

Kontrola wagi: Regularnie monitoruj wagę psa, aby upewnić się, że mieści się w idealnym zakresie. Otyłość może powodować szereg problemów zdrowotnych.

Specyficzne potrzeby: Niektóre psy mogą mieć szczególne potrzeby żywieniowe ze względu na stan zdrowia, wiek lub aktywność fizyczną. Jeśli Twój pies ma specjalne potrzeby, skonsultuj się z lekarzem weterynarii w celu uzyskania porady żywieniowej.

Naturalne lub domowe jedzenie: Niektórzy właściciele decydują się na przygotowywanie domowych posiłków dla swoich psów. Jeśli wybierzesz tę drogę, pamiętaj, aby zrobić to z pomocą lekarza weterynarii lub dietetyka zwierząt, aby mieć pewność, że Twój pies otrzymuje zbilansowaną dietę.

Unikaj toksycznych pokarmów: Upewnij się, że znasz pokarmy, które są toksyczne dla psów i trzymaj je poza ich zasięgiem. Obejmuje to czekoladę, winogrona, rodzynki, cebulę, czosnek, ksylitol i inne niebezpieczne produkty spożywcze.

Konsultacja weterynaryjna: Twój lekarz weterynarii jest cennym źródłem informacji o zdrowiu Twojego psa. Odwiedzaj go regularnie, aby uzyskać kontrolę i porady dotyczące diety Twojego psa.

Pamiętaj, że każdy pies jest indywidualnością, dlatego ważne jest, aby dostosować żywienie do jego specyficznych potrzeb. Prawidłowe żywienie jest niezbędne, aby utrzymać psa w zdrowiu i dobrej kondycji przez całe dorosłe życie.

Żywienie dla starszych psów

Karmienie starszych psów wymaga pewnych szczególnych przemyśleń, aby zapewnić Twojemu futrzanemu przyjacielowi dobre zdrowie i dobre samopoczucie aż do późnej starości.

Oto kilka wskazówek dotyczących karmienia starszych psów:

Karma dla starszych psów: Przejdź na karmę opracowaną specjalnie dla starszych psów. Karma ta została opracowana tak, aby zaspokoić potrzeby żywieniowe starszych psów, które mogą różnić się od potrzeb młodszych psów.

Białko wysokiej jakości: Upewnij się, że Twoja żywność zawiera białko wysokiej jakości. Białko jest ważne dla utrzymania masy mięśniowej i funkcjonowania organizmu u starszych psów.

Kontrola wagi: Starsze psy są zwykle mniej aktywne i spalają mniej kalorii. Pamiętaj o odpowiednim dostosowaniu porcji, aby uniknąć otyłości, która może prowadzić do problemów zdrowotnych.

Nawodnienie: Zapewnij psu odpowiednią ilość świeżej wody. Starsi dorośli mogą być bardziej podatni na odwodnienie.

Dzielone karmienie: Niektóre starsze psy mogą odnieść korzyść z mniejszych, ale częstszych posiłków w ciągu dnia. Pomoże to uniknąć problemów z trawieniem i zapewni stały dopływ składników odżywczych.

Błonnik: Dieta bogata w błonnik może pomóc w leczeniu problemów z zaparciami, które mogą występować częściej u osób starszych. Nie należy jednak przesadzać z błonnikiem, gdyż jego zbyt duża ilość może wpływać na strawność składników odżywczych.

Omega-3: Kwasy tłuszczowe Omega-3 mogą być pomocne w utrzymaniu zdrowia stawów i zdrowej skóry u osób starszych. Niektóre karmy dla starszych psów zawierają dodatek kwasów omega-3.

Pokarmy na specyficzne problemy: Jeśli Twój starszy pies ma specyficzne problemy zdrowotne, takie jak problemy z sercem lub nerkami, Twój weterynarz może zalecić karmę opracowaną specjalnie na te schorzenia.

Regularna kontrola wagi: Monitoruj wagę swojego psa i upewnij się, że utrzymuje się w idealnym zakresie. Otyłość jest szkodliwa dla starszych psów.

Specyficzne potrzeby: U starszych psów mogą rozwinąć się takie schorzenia, jak zapalenie stawów, ślepota lub głuchota. Dostosuj środowisko i żywienie do ich specyficznych potrzeb.

Konsultacja weterynaryjna: Twój lekarz weterynarii jest najlepszym źródłem informacji o zdrowiu Twojego starszego psa. Odwiedzaj go regularnie, aby uzyskać kontrolę i porady dotyczące diety Twojego psa.

Monitoruj oznaki pogorszenia funkcji poznawczych: u niektórych starszych psów może wystąpić pogorszenie funkcji poznawczych, podobne do demencji u ludzi. Istnieją specjalnie opracowane pokarmy, które mogą wspomóc zdrowie mózgu w takich przypadkach.

Potrzeby żywieniowe starszych psów różnią się w zależności od ich stanu zdrowia, rasy i dokładnego wieku, dlatego ważne jest, aby dostosować żywienie do specyficznych potrzeb psa. Właściwa dieta i staranna pielęgnacja mogą pomóc utrzymać starszego psa w zdrowiu i szczęściu przez długie lata.

PROBLEMY ŻYWNOŚCIOWE I ZDROWOTNE

Nadwaga i otyłość u psów

Otyłość i nadwaga u psów to częste problemy zdrowotne, które mogą prowadzić do szeregu powikłań. Aby zapewnić mu długotrwałe dobre samopoczucie, ważne jest, aby utrzymywać prawidłową wagę psa.

Oto kilka kluczowych informacji na temat otyłości i nadwagi u psów:

Czym jest otyłość i nadwaga u psów?

Nadwaga: Występuje, gdy pies waży więcej niż jest to uważane za idealne dla jego rasy, wielkości, wieku i poziomu aktywności. Może to być spowodowane niezbilansowaną dietą, nadmiernymi porcjami lub brakiem aktywności fizycznej.

Otyłość: Otyłość jest poważniejszą formą nadwagi. Występuje, gdy pies gromadzi nadmiar tkanki tłuszczowej, co zagraża jego zdrowiu. Otyłość może powodować problemy, takie jak choroby serca, cukrzycę, problemy ze stawami, trudności w oddychaniu i krótszą średnią długość życia.

Przyczyny otyłości i nadwagi u psów:

Niezrównoważona dieta: Nadmierne spożycie kalorii w porównaniu z ćwiczeniami może prowadzić do nadwagi. Niektóre karmy dla psów zawierają nadmiar kalorii lub zbyt dużo tłuszczu.

Nadmierne porcje: Podawanie psu większych porcji niż to konieczne może prowadzić do gromadzenia się nadwagi.

Brak ruchu: Aktywność fizyczna jest niezbędna do spalania kalorii i utrzymywania dobrej kondycji. Brak ruchu może przyczynić się do nadwagi.

Czynniki genetyczne: U niektórych ras, np. labradora retrievera, występuje większa predyspozycja do otyłości.

Jak zapobiegać lub radzić sobie z nadwagą i otyłością:

Właściwa dieta: Zapewnij swojemu psu zbilansowaną dietę, składającą się z wysokiej jakości karmy i porcji kontrolnych.

Ćwiczenia: Upewnij się, że Twój pies regularnie ćwiczy. Chodzenie, zabawa i aktywność fizyczna są niezbędne, aby utrzymać go w dobrej kondycji.

Monitorowanie wagi: Regularnie sprawdzaj wagę psa i szukaj oznak nadwagi. Jeśli podejrzewasz problem, porozmawiaj ze swoim weterynarzem.

Porada weterynaryjna: Jeśli Twój pies ma nadwagę lub otyłość, skonsultuj się z lekarzem weterynarii. Może zalecić konkretną dietę, plan ćwiczeń lub badania lekarskie, aby rozwiązać problem.

Unikaj nadmiernego obżarstwa: Ogranicz przekąski i smakołyki pomiędzy głównymi posiłkami.

Edukacja żywieniowa: Naucz swojego psa, aby jadł w sposób zdyscyplinowany i przestrzegał zaplanowanych posiłków.

Zapobieganie: Zacznij utrzymywać psa w dobrej kondycji już od szczenięcia i kontroluj jego wagę przez całe życie.

Utrzymanie prawidłowej wagi psa ma kluczowe znaczenie dla jego dobrego samopoczucia i długowieczności. Jeśli masz pytania lub wątpliwości dotyczące wagi swojego psa, skonsultuj się ze swoim lekarzem weterynarii w celu uzyskania szczegółowej porady.

Alergia pokarmowa

Alergie pokarmowe u psów to niepożądane reakcje układu odpornościowego na określone składniki lub substancje zawarte w żywności. Alergie pokarmowe mogą powodować różne objawy, w tym swędzenie, podrażnienie skóry, zaburzenia żołądkowo-jelitowe, a nawet problemy z oddychaniem.

Oto kilka kluczowych informacji na temat alergii pokarmowych u psów:

Typowe objawy alergii pokarmowych u psów:

Nadmierne swędzenie: może objawiać się ciągłym lizaniem i gryzieniem, drapaniem lub pocieraniem ciała.

Podrażnienie skóry: Skóra Twojego psa może stać się czerwona, zaogniona lub może pojawić się wysypka.

Infekcje ucha: Nawracające infekcje ucha mogą być oznaką alergii pokarmowych.

Zaburzenia żołądka i jelit: W odpowiedzi na alergeny pokarmowe mogą wystąpić wymioty, biegunka lub nadmierne gazy.

Zmiany w zachowaniu: Niektóre psy mogą stać się drażliwe lub niespokojne z powodu podrażnienia spowodowanego alergią.

Przyczyny alergii pokarmowych u psów:

Białko: Alergie pokarmowe są często powodowane przez białka znajdujące się w żywności, takiej jak wołowina, kurczak, jagnięcina, jaja lub ryby.

Zboża: Niektóre psy mogą być uczulone na zboża, takie jak pszenica, kukurydza lub soja.

Sztuczne składniki: Dodatki do żywności i konserwanty mogą powodować reakcje alergiczne u niektórych psów.

Diagnostyka i leczenie alergii pokarmowych:

Diagnozowanie alergii pokarmowych u psów może być złożone. Twój lekarz weterynarii może przeprowadzić testy alergiczne, takie jak testy skórne lub badania krwi, ale diagnoza często opiera się na eliminacji i prowokacji dietetycznej.

Główną metodą leczenia alergii pokarmowych jest wyeliminowanie alergenu z diety psa. Oznacza to podawanie określonej karmy przeznaczonej dla psów z alergią pokarmową. Karma ta często zawiera nietypowe składniki lub hydrolizowane białka, które są łatwiej strawne.

Dieta eliminacyjna wymaga czasu i cierpliwości. Pies powinien być karmiony wyłącznie nową karmą przez co najmniej 8-12 tygodni, unikając innych pokarmów i przekąsek. W tym czasie u psa powinna nastąpić poprawa objawów, jeśli główną przyczyną jest alergia pokarmowa.

Po zidentyfikowaniu konkretnego alergenu pies może kontynuować dietę niezawierającą tego pokarmu. Jednak lekarze weterynarii często zalecają współpracę ze specjalistą, aby zapewnić, że dieta jest zbilansowana i spełnia potrzeby żywieniowe psa.

Jeśli podejrzewasz, że Twój pies może mieć alergię pokarmową, skonsultuj się ze swoim lekarzem weterynarii w celu oceny i wskazówek dotyczących właściwej diagnozy i leczenia. Nie próbuj samodzielnie diagnozować ani leczyć alergii pokarmowych u swojego psa, ponieważ może to spowodować dalsze problemy zdrowotne.

Choroby związane z odżywianiem

Odżywianie jest kluczowym aspektem zdrowia psa, a nieodpowiednia dieta może przyczynić się do rozwoju wielu chorób lub schorzeń.

Poniżej znajdują się niektóre choroby i schorzenia związane z dietą u psów:

Otyłość: Otyłość jest jedną z najczęstszych chorób związanych z dietą u psów. Nadwaga lub otyłość może zwiększać ryzyko innych chorób, takich jak cukrzyca, choroby serca i problemy ze stawami.

Cukrzyca: Dieta bogata w węglowodany i tłuszcze może przyczyniać się do rozwoju cukrzycy u psów. Choroba ta wymaga kontrolowania spożycia cukru i stosowania insuliny.

Choroby serca: Dieta uboga w niezbędne składniki odżywcze lub bogata w sód może przyczynić się do rozwoju chorób serca u psów. Niektóre rasy, takie jak cocker spaniel, są podatne na problemy z sercem.

Choroba nerek: Nieodpowiednia dieta może obciążać nerki i prowadzić do chorób nerek u psów. Choroby te często wymagają szczególnego postępowania dietetycznego.

Alergie pokarmowe: U niektórych psów mogą wystąpić alergie pokarmowe ze względu na określone składniki ich diety, które mogą powodować objawy, takie jak swędzenie, biegunka lub wymioty.

Zapalenie trzustki: Dieta wysokotłuszczowa może przyczyniać się do rozwoju zapalenia trzustki u psów. Ten stan może być poważny.

Kamienie moczowe: Niektóre diety mogą przyczyniać się do powstawania kamieni moczowych u psów. Kamienie te mogą powodować problemy z moczem i wymagają interwencji medycznej.

Zaburzenia żołądkowo-jelitowe: Nieodpowiednia dieta lub nagłe zmiany w diecie mogą prowadzić u psów do zaburzeń żołądkowo-jelitowych, takich jak biegunka lub zaparcie.

Wady zębów: Dieta uboga w suchą karmę lub składniki czyszczące zęby może przyczynić się do rozwoju próchnicy i chorób dziąseł.

Zaburzenia trawienne: Niektóre psy mogą mieć nietolerancję pokarmową lub problemy trawienne związane z określonymi składnikami ich diety.

Aby zapobiec tym chorobom dietozależnym, istotne jest zapewnienie psu zbilansowanej diety, dostosowanej do jego specyficznych potrzeb żywieniowych. Skonsultuj się ze swoim lekarzem weterynarii, aby uzyskać poradę dotyczącą wyboru najlepszej diety dla Twojego psa i regularnie monitoruj jego stan zdrowia i wagę, aby w porę wykryć wszelkie problemy.

Rozwiązania typowych problemów

Oto kilka rozwiązań typowych problemów związanych z żywieniem i zdrowiem psów:

Otyłość: Jeśli Twój pies ma nadwagę lub otyłość, porozmawiaj ze swoim weterynarzem o opracowaniu planu kontroli wagi. Może to obejmować odpowiednią dietę, zwiększoną aktywność fizyczną i regularne monitorowanie masy ciała. Unikaj nadmiernych nagród i przekąsek między posiłkami.

Alergie pokarmowe: Jeśli podejrzewasz, że Twój pies ma alergię pokarmową, skonsultuj się z lekarzem weterynarii. Być może konieczne będzie przeprowadzenie diety eliminacyjnej w celu zidentyfikowania konkretnych alergenów i przejście na odpowiednią dietę.

Cukrzyca: Jeśli Twój pies ma cukrzycę, postępuj zgodnie z planem leczenia przepisanym przez lekarza weterynarii, który może obejmować kontrolowaną dietę, podawanie insuliny i regularne monitorowanie poziomu cukru we krwi.

Problemy z sercem: Psy z problemami z sercem mogą wymagać diety o niskiej zawartości sodu. Skonsultuj się ze swoim lekarzem weterynarii w sprawie konkretnej diety i postępuj zgodnie z zaleceniami dotyczącymi leków i regularnych kontroli.

Kamienie moczowe: W przypadku psów z kamieniami moczowymi lekarz weterynarii może zalecić specjalną dietę, aby zapobiec ich tworzeniu. Dbaj o dobre nawodnienie psa i postępuj zgodnie z instrukcjami weterynarza.

Problemy żołądkowo-jelitowe: Jeśli Twój pies ma problemy żołądkowo-jelitowe, skonsultuj się z lekarzem weterynarii. W przypadku problemów trawiennych mogą być konieczne zmiany diety lub stosowanie określonych pokarmów.

Problemy z zębami: Aby zapobiec problemom z zębami, podawaj psu suchą karmę lub karmę przeznaczoną specjalnie do czyszczenia zębów. Zapewnij także psu gryzaki dentystyczne lub regularnie myj zęby.

Nietolerancje pokarmowe: Jeśli Twój pies ma nietolerancję pokarmową, spróbuj zidentyfikować problematyczne składniki i wybierz karmę zawierającą alternatywne składniki. Skonsultuj się ze swoim lekarzem weterynarii, aby uzyskać wskazówki dotyczące radzenia sobie z nietolerancją.

Zapobieganie: Od szczenięcia należy utrzymywać zbilansowaną dietę, aby zapobiec problemom związanym z dietą w przyszłości. Upewnij się, że Twój pies otrzymuje karmę wysokiej jakości, dostosowaną do jego specyficznych potrzeb.

Konsultacje weterynaryjne: W każdej sytuacji konieczne są regularne konsultacje z lekarzem weterynarii. Specjalista ds. zdrowia zwierząt może udzielić konkretnej porady dotyczącej problemów żywieniowych i zdrowotnych Twojego psa.

Każdy pies to indywidualna jednostka o specyficznych potrzebach, dlatego rozwiązania mogą się różnić w zależności od sytuacji. Porady weterynaryjne są najlepszym źródłem rozwiązań problemów związanych z żywieniem i zdrowiem Twojego psa.

ZNACZENIE NAWODNIENIA

Jak zapewnić psu dobre nawodnienie

Odpowiednie nawodnienie psa ma kluczowe znaczenie dla jego zdrowia i dobrego samopoczucia.

Oto kilka wskazówek, dzięki którym Twój pies będzie pił wystarczającą ilość alkoholu:

Zawsze zapewniaj świeżą wodę: Upewnij się, że Twój pies ma przez cały czas dostęp do miski świeżej wody. Regularnie zmieniaj wodę, aby była czysta i świeża.

Monitoruj spożycie: Monitoruj, ile Twój pies pije. Zapotrzebowanie na wodę różni się w zależności od psa, ale ogólnie rzecz biorąc, pies powinien pić około 30-50 ml wody na kilogram masy ciała dziennie.

Czysta woda: Upewnij się, że woda jest czysta i wolna od zanieczyszczeń. Unikaj używania plastikowych misek, ponieważ mogą przedostać się do wody chemikalia. Często lepsze są miski ze stali nierdzewnej lub ceramiki.

Podwójne miski: jeśli masz więcej niż jednego psa, zapewnij oddzielne miski, aby uniknąć konfliktów podczas dostępu do wody.

Latem: Podczas gorących miesięcy upewnij się, że Twój pies ma ciągły dostęp do świeżej wody. Można również rozważyć użycie misek izolowanych termicznie, aby utrzymać niższą temperaturę wody.

W drodze: Kiedy jesteś z psem poza domem, zabierz ze sobą butelkę z wodą i przenośną miskę, aby zapewnić mu nawodnienie podczas spacerów lub podróży samochodem.

Mokra karma: Jeśli karmisz psa suchą karmą, rozważ dodanie do jego diety trochę mokrej karmy, ponieważ zawiera ona więcej wilgoci. Może to pomóc częściowo zaspokoić zapotrzebowanie psa na wodę.

Regularne ćwiczenia: Ćwiczenia mogą zwiększyć zapotrzebowanie psa na wodę. Pamiętaj, aby po wysiłku zapewnić sobie wodę, aby uniknąć odwodnienia.

Oznaki odwodnienia: Zapoznaj się z oznakami odwodnienia u psów, które mogą obejmować suchość dziąseł, zapadnięte oczy, ciemny mocz i zmęczenie. Jeśli zauważysz te objawy, skonsultuj się z weterynarzem.

Podróż samolotem: Jeśli lecisz z psem, pamiętaj o przestrzeganiu wytycznych linii lotniczych dotyczących zaopatrzenia w wodę podczas podróży.

Pamiętaj, że zapotrzebowanie na wodę może się różnić u poszczególnych psów, w zależności od takich czynników, jak wiek, wielkość, poziom aktywności i warunki środowiskowe. Uważnie obserwuj swojego psa, aby upewnić się, że jest dobrze nawodniony i skonsultuj się z weterynarzem, jeśli masz wątpliwości dotyczące jego nawodnienia. Właściwe nawodnienie jest niezbędne dla ogólnego stanu zdrowia psa.

Oznaki odwodnienia u psów

Rozpoznawanie oznak odwodnienia u psów ma kluczowe znaczenie dla zapewnienia ich dobrego samopoczucia. Odwodnienie może mieć poważne konsekwencje dla zdrowia Twojego psa, dlatego ważne jest, aby działać szybko, jeśli podejrzewasz, że Twoje zwierzę jest odwodnione.

Oto kilka typowych objawów odwodnienia u psów:

Suche dziąsła: Dziąsła Twojego psa powinny być wilgotne i różowe. Suche lub lepkie dziąsła mogą być oznaką odwodnienia.

Zapadnięte oczy: Oczy Twojego psa mogą wydawać się zapadnięte lub mniejsze niż zwykle.

Rozciągliwa skóra: Możesz sprawdzić odwodnienie, delikatnie szczypiąc skórę na grzbiecie psa. U dobrze nawodnionego psa skóra powinna natychmiast powrócić do pierwotnego położenia. Jeśli skóra pozostaje podniesiona lub powoli powraca, może to być oznaką odwodnienia.

Ciemny mocz: Mocz dobrze nawodnionego psa ma zwykle kolor bladożółty. Ciemny lub zagęszczony mocz może być oznaką odwodnienia.

Zwiększone pragnienie: Jeśli Twój pies pije znacznie więcej niż zwykle, może to oznaczać, że jego organizm próbuje zrekompensować utratę płynów.

Zmniejszona częstotliwość oddawania moczu: Odwodniony pies może rzadziej oddawać mocz lub wytwarzać niewielkie ilości moczu.

Zmęczenie i osłabienie: Odwodnione psy mogą wydawać się mniej aktywne i mogą wykazywać oznaki zmęczenia.

Gęsta wydzielina z nosa i oczu: Odwodnienie może powodować zwiększoną lepkość wydzieliny z nosa i oczu.

Zwiększone tętno: Serce, które bije szybciej niż normalnie, może być oznaką odwodnienia.

Skrócenie oddechu: Odwodnienie może powodować zwiększoną częstość oddechów.

Jeśli podejrzewasz, że Twój pies jest odwodniony, natychmiast skonsultuj się z weterynarzem. Odwodnienie może wynikać z wielu przyczyn, w tym wymiotów, biegunki, choroby lub nadmiernego upału. Lekarz weterynarii oceni stopień odwodnienia psa i ustali odpowiedni plan leczenia, który może obejmować dożylne lub doustne podawanie płynów. Wczesna identyfikacja i leczenie odwodnienia ma kluczowe znaczenie dla zdrowia Twojego psa.

PORADY DOTYCZĄCE KARMY DLA PSÓW

Porcje i częstotliwość posiłków

Wielkość porcji i częstotliwość posiłków dla Twojego psa zależą od kilku czynników, w tym od wieku, wielkości, poziomu aktywności i indywidualnych potrzeb Twojego zwierzaka.

Oto kilka ogólnych wskazówek dotyczących porcji i częstotliwości posiłków:

Szczenięta:

Szczenięta wymagają częstszego karmienia, ponieważ szybko rosną. Szczeniętom w wieku 6-12 tygodni należy podawać co najmniej 3-4 posiłki dziennie.

Od 3-6 miesiąca życia możesz przejść na 3 posiłki dziennie.

Po 6 miesiącach możesz zacząć karmić szczeniaka dwa razy dziennie.

Dorosłe psy:

Większość dorosłych psów dobrze sobie radzi, jedząc dwa posiłki dziennie, jeden rano i jeden wieczorem.

Wielkości porcji mogą się różnić w zależności od zapotrzebowania kalorycznego psa. Przeczytaj wskazówki na opakowaniu karmy jako punkt wyjścia i dostosuj karmę w oparciu o indywidualne potrzeby Twojego psa.

Starsze psy:

Niektóre starsze psy mogą nadal jeść dwa posiłki dziennie, ale może wymagać diety dostosowanej do ich potrzeb.

Psy z nadwagą lub psy ze specjalnymi potrzebami:

Psy z nadwagą mogą wymagać mniejszych porcji lub specjalnej diety w celu kontrolowania masy ciała. Porozmawiaj ze swoim lekarzem weterynarii, aby ustalić odpowiednią dietę.

Niektóre psy z określonymi problemami zdrowotnymi, takimi jak cukrzyca lub choroba nerek, mogą wymagać określonej częstotliwości lub ilości posiłków. Aby uzyskać szczegółowe wytyczne, skonsultuj się ze swoim lekarzem weterynarii.

Przekąski i przysmaki:

Ogranicz przekąski i smakołyki pomiędzy głównymi posiłkami. Nadmiar przekąsek może prowadzić do otyłości.

Ważne jest monitorowanie masy ciała psa i dostosowywanie porcji w zależności od jego konkretnych potrzeb. Należy pamiętać, że potrzeby żywieniowe psów mogą się znacznie różnić, dlatego ważne jest obserwowanie psa, aby sprawdzić, czy nie ma nadwagi lub niedowagi, i dokonanie ewentualnych zmian w jego diecie w zależności od stanu jego ciała. Jeśli masz wątpliwości dotyczące porcji i częstotliwości posiłków dla swojego psa, skonsultuj się z lekarzem weterynarii w celu uzyskania porady żywieniowej.

Przekąski i nagrody

Smakołyki i smakołyki mogą być satysfakcjonującym sposobem na okazanie miłości i wzmocnienie więzi z psem. Ważne jest jednak, aby karmić je z umiarem i dokonywać świadomych wyborów, aby zapewnić psu zbilansowaną i zdrową dietę.

Oto kilka wskazówek dotyczących smakołyków i smakołyków dla psów:

Umiar: Ogranicz liczbę smakołyków i smakołyków, które dajesz swojemu psu. Nadmiar przekąsek może prowadzić do otyłości i problemów zdrowotnych.

Rozmiar: Wybierz przysmaki lub smakołyki odpowiednie do wielkości Twojego psa. Mniejsze psy wymagają mniejszych smakołyków, podczas gdy większe psy poradzą sobie z większymi smakołykami.

Wysokiej jakości składniki: szukaj przekąsek i nagród zawierających wysokiej jakości składniki. Unikaj tych, które zawierają niepotrzebne wypełniacze lub dodatki.

Przysmaki dla psów: Używaj smakołyków i smakołyków opracowanych specjalnie dla psów. Unikaj dzielenia się ludzkim jedzeniem ze swoim psem, ponieważ niektóre składniki mogą być dla niego szkodliwe.

Kontrola kalorii: Pamiętaj, że smakołyki dodają kalorii do diety Twojego psa. Upewnij się, że zbilansujesz całkowite spożycie kalorii, aby uniknąć otyłości.

Trening: Przekąski można skutecznie wykorzystać jako pozytywne wzmocnienie podczas treningu. Wybierz smakołyki, które można łatwo podzielić na małe kawałki, aby szybko nagrodzić psa.

Czyszczenie zębów: Niektóre specjalne przysmaki do czyszczenia zębów mogą pomóc w utrzymaniu zdrowych zębów psa. Skonsultuj się ze swoim lekarzem weterynarii w celu uzyskania zaleceń.

Przekąski odpowiadające konkretnym potrzebom: Jeśli Twój pies ma specjalne potrzeby dietetyczne lub problemy zdrowotne, dostępne są specjalne przysmaki, które zaspokoją te potrzeby.

Unikaj niebezpiecznej żywności: Niektóre pokarmy wspólne dla ludzi, takie jak czekolada, winogrona, rodzynki, cebula i czosnek, mogą być toksyczne dla psów. Upewnij się, że nigdy nie podajesz swojemu zwierzęciu tych pokarmów.

Personalizacja: Potrzeby żywieniowe psów są różne. Porozmawiaj ze swoim weterynarzem, aby dostosować dietę i określić, które smakołyki są najbardziej odpowiednie dla Twojego psa.

Pamiętaj, że umiar jest kluczem. Podawanie okazjonalnych smakołyków może być pozytywną częścią interakcji z psem, ale ważne jest, aby robić to odpowiedzialnie, aby utrzymać jego ogólne dobre samopoczucie. Skonsultuj się ze swoim lekarzem weterynarii, aby uzyskać szczegółowe sugestie dotyczące uwzględnienia smakołyków w diecie Twojego psa.

Ćwiczenia fizyczne i odżywianie

Aktywność fizyczna jest kluczowym elementem dobrego samopoczucia Twojego psa i ma bezpośredni związek z odżywianiem. Zbilansowana dieta w połączeniu z odpowiednim poziomem aktywności fizycznej pomaga utrzymać psa w zdrowiu i dobrej kondycji.

Oto związek ćwiczeń i odżywiania:

Kontrola wagi: Ćwiczenia pomagają spalić kalorie i utrzymać zdrową wagę psa. Jeśli Twój pies ma nadwagę, regularne ćwiczenia mogą stanowić część planu odchudzania wraz z odpowiednią dietą.

Zdrowie układu krążenia: Regularne ćwiczenia wspierają zdrowie serca i układu sercowo-naczyniowego psa, poprawiając krążenie krwi i wytrzymałość.

Utrzymanie masy mięśniowej: Aktywność fizyczna pomaga rozwinąć i utrzymać masę mięśniową psa. Jest to szczególnie ważne w przypadku psów aktywnych i wysportowanych.

Kontrola energii: Ćwiczenia mogą pomóc utrzymać psa energicznego i aktywnego, zmniejszając ryzyko nadmiernego gromadzenia się energii, która może prowadzić do destrukcyjnego zachowania lub nadpobudliwości.

Zarządzanie metabolizmem: Aktywność fizyczna może wpływać na metabolizm psa, zwiększając zdolność jego organizmu do efektywnego spalania kalorii.

Stres i niepokój: Ćwiczenia to skuteczny sposób na zmniejszenie stresu i niepokoju u psów. Może pomóc w zapobieganiu lub łagodzeniu problemów behawioralnych związanych ze stresem.

Nawodnienie: Ćwiczenia zwiększają zapotrzebowanie psa na wodę, dlatego ważne jest, aby upewnić się, że pies pije wystarczającą ilość wody podczas ćwiczeń i po nich.

Posiłki przed i po treningu: Jeśli planujesz intensywną sesję ćwiczeń dla swojego psa, pamiętaj o zapewnieniu odpowiedniego posiłku na kilka godzin przed treningiem i niewielkiej ilości karmy po treningu, aby zapewnić mu energię i regenerację.

Wiek i poziom aktywności: Dostosuj żywienie do wieku i poziomu aktywności psa. Młode, aktywne psy mogą mieć inne zapotrzebowanie kaloryczne niż starsze lub mniej aktywne psy.

Ważne jest, aby zrównoważyć ćwiczenia i odżywianie, aby Twój pies utrzymywał prawidłową wagę i otrzymywał składniki odżywcze potrzebne do wspierania aktywności fizycznej. Porozmawiaj ze swoim lekarzem weterynarii, aby określić najlepszą dietę i poziom aktywności dla Twojego psa w oparciu o jego indywidualne potrzeby.

ODPOWIEDZI NA CZĘSTO ZADAWANE PYTANIA

Odpowiedzi na często zadawane pytania dotyczące żywienia psów

Oto kilka odpowiedzi na często zadawane pytania dotyczące żywienia psów:

Jaki rodzaj karmy jest najlepszy dla mojego psa – sucha czy mokra?

Wybór pomiędzy karmą suchą a mokrą zależy od preferencji psa i jego konkretnych potrzeb. Obydwa mogą stanowić część zbilansowanej diety. Sucha karma jest często wygodna i może być pomocna w czyszczeniu zębów. Mokra karma zapewnia więcej wilgoci i jest odpowiednia dla psów o specyficznym zapotrzebowaniu na wodę.

Jaką dzienną porcję karmy powinienem podawać mojemu psu?

Dzienna ilość karmy zależy od wielkości, wieku, poziomu aktywności i indywidualnych potrzeb psa. Na początek postępuj zgodnie z instrukcjami na opakowaniu i skonsultuj się ze swoim weterynarzem, aby dostosować ilość do potrzeb Twojego psa.

Czy mogę podawać mojemu psu ludzkie jedzenie?

Niektóre pokarmy przeznaczone dla ludzi są toksyczne dla psów, dlatego ważne jest, aby unikać dzielenia się nimi. Inne pokarmy mogą być bezpieczne w małych ilościach, ale najlepiej wybrać karmę dostosowaną do potrzeb psa, aby zapewnić zbilansowaną dietę.

Ile razy dziennie powinienem karmić psa?

Częstotliwość posiłków różni się w zależności od wieku psa. Szczenięta wymagają częstszych posiłków, podczas gdy większość dorosłych psów dobrze sobie radzi z dwoma posiłkami dziennie.

Starsze psy mogą nadal jeść dwa posiłki dziennie lub mają określone potrzeby.

Czy mogę dać psu kości?

Niektóre kości mogą być niebezpieczne, ponieważ łatwo się łamią i mogą spowodować obrażenia. Skonsultuj się ze swoim lekarzem weterynarii, aby uzyskać sugestie, które kości są bezpieczne dla Twojego psa.

Mój pies ma alergię pokarmową. Co powinienem zrobić?

Jeśli podejrzewasz, że Twój pies ma alergię pokarmową, skonsultuj się z weterynarzem. Być może konieczne będzie przeprowadzenie diety eliminacyjnej w celu zidentyfikowania konkretnych alergenów i przejście na odpowiednią dietę.

Jak zapobiegać otyłości u mojego psa?

Aby zapobiec otyłości, podawaj odpowiednią ilość pokarmu, ograniczaj smakołyki, zapewniaj regularne ćwiczenia i monitoruj wagę psa. Jeśli to konieczne, skonsultuj się ze swoim lekarzem weterynarii w celu uzyskania planu kontroli wagi.

Jak mogę utrzymać zdrowe zęby mojego psa?

Niektóre specjalne przysmaki do czyszczenia zębów lub specjalnie opracowana sucha karma mogą pomóc w utrzymaniu zdrowych zębów Twojego psa. Regularne szczotkowanie zębów jest niezbędne.

Ile wody powinien pić mój pies?

Zapotrzebowanie psa na wodę jest różne, ale ogólnie rzecz biorąc, powinien pić około 30 do 50 ml wody na kilogram masy ciała dziennie. Pamiętaj, aby zawsze zapewnić świeżą wodę.

Jak bezpiecznie zmienić dietę psa?

Zmiana diety psa wymaga stopniowego przejścia. Mieszaj nową karmę ze starą w rosnących proporcjach przez kilka dni lub tygodni, aby uniknąć problemów trawiennych.

Pamiętaj, że każdy pies jest indywidualnością i ma specyficzne potrzeby. Skonsultuj się ze swoim lekarzem weterynarii, aby uzyskać odpowiedzi na konkretne pytania i porady dotyczące zarządzania żywieniem psa.

WNIOSKI

Podsumowanie kluczowych punktów

Oto podsumowanie kluczowych punktów związanych z żywieniem psów:

Cel i zadania książki:

Książka poruszy kwestię znaczenia żywienia psów i dostarczy informacji na temat potrzeb żywieniowych, rodzajów karmy, specyficznych potrzeb psów w zależności od wieku, wielkości i stanu zdrowia, a także porad, jak przygotowywać domowe posiłki i zarządzać żywieniem psa. potrzeby żywieniowe.

Znaczenie żywienia psów:

Żywienie odgrywa kluczową rolę w zdrowiu i dobrostanie psów, wpływając na ich wzrost, energię, układ odpornościowy, masę ciała i ogólny stan zdrowia.

Związek między żywieniem a zdrowiem psa:

Nieodpowiednia dieta może przyczynić się do rozwoju chorób i schorzeń, takich jak otyłość, cukrzyca, choroby serca i problemy ze stawami u psów.

Potrzeby żywieniowe psów:

Psy potrzebują równowagi makroskładników odżywczych (białka, węglowodany, tłuszcze) i mikroelementów (witaminy i minerały), aby zachować zdrowie.

Makroskładniki: białka, węglowodany i tłuszcze:

Białko dostarcza niezbędnych aminokwasów, węglowodany dostarczają energii, a tłuszcze mają kluczowe znaczenie dla zdrowia skóry, produkcji energii i wchłaniania niektórych witamin.

Mikroelementy: witaminy i minerały:

Witaminy i minerały odgrywają kluczową rolę w zdrowiu psa i muszą być dostarczane wraz z dietą.

Znaczenie wody w żywieniu psów:

Woda jest niezbędna do utrzymania nawodnienia psa i wspierania wszystkich funkcji organizmu.

Żywność komercyjna: krokiety, konserwy i konserwy:

Komercyjne karmy dla psów stanowią wygodne i dobrze zbilansowane rozwiązanie. Wybieraj produkty wysokiej jakości, dostosowane do specyficznych potrzeb Twojego psa.

Domowe jedzenie:

Jeśli zdecydujesz się na karmę domową, pamiętaj o przygotowaniu zbilansowanych posiłków, które odpowiadają potrzebom żywieniowym Twojego psa.

Żywność naturalna i dietetyczna:

Niektóre psy mogą odnieść korzyść z diety naturalnej lub dietetycznej, w zależności od ich potrzeb i stanu zdrowia.

Wiek psa i potrzeby żywieniowe:

Potrzeby żywieniowe psów różnią się w zależności od wieku. Szczenięta, psy dorosłe i psy starsze wymagają innej diety.

Rasa i wielkość psa:

Rasy i rozmiary psów wpływają na ich potrzeby żywieniowe. Większe rasy mogą wymagać diety dostosowanej do ich wielkości.

Psy ze specjalnymi potrzebami żywieniowymi (szczenięta, seniorzy, psy aktywne, psy z alergią):

Niektóre psy mają specyficzne potrzeby żywieniowe w zależności od wieku, aktywności lub stanu zdrowia.

Oceń etykietę żywności:

Przeczytaj uważnie etykiety karmy dla psów, aby poznać skład i informacje o wartościach odżywczych.

Przepisy i przygotowanie domowych posiłków:

Jeśli zdecydujesz się na przygotowywanie domowych posiłków dla swojego psa, poszukaj zbilansowanych przepisów i skonsultuj się z lekarzem weterynarii.

Idealne składniki:

Przygotowując posiłki dla swojego psa, używaj wysokiej jakości składników, chudego białka, pełnoziarnistych węglowodanów i zdrowych tłuszczów.

Czego należy unikać w diecie domowej:

Unikaj toksycznych składników i pokarmów szkodliwych dla psów, takich jak czekolada, winogrona, rodzynki, cebula i czosnek.

Toksyczne pokarmy dla psów:

Niektóre powszechnie stosowane przez ludzi pokarmy są toksyczne dla psów i należy ich za wszelką cenę unikać.

Pokarmy szkodliwe dla zdrowia psów:

Niektóre pokarmy mogą powodować określone problemy, takie jak kamienie moczowe lub alergie pokarmowe u psów.

Toksyczność pokarmowa u psów:

Poznaj oznaki toksyczności pokarmowej u psów i natychmiast skonsultuj się z weterynarzem, jeśli podejrzewasz spożycie substancji toksycznych.

Zmiana rodzaju diety psa:

Jeśli chcesz zmienić dietę swojego psa, wprowadzaj ją stopniowo, aby uniknąć problemów trawiennych.

Jak uniknąć problemów trawiennych w okresie przejściowym:

Podczas zmiany karmy stopniowo mieszaj nową karmę ze starą i monitoruj reakcję psa.

Pokarmy dla szczeniąt, psów dorosłych i starszych:

Dostosuj dietę do wieku psa i jego specyficznych potrzeb.

Nadwaga i otyłość u psów:

Zapobieganie i kontrolowanie otyłości wymaga zbilansowanej diety i regularnych ćwiczeń.

Alergia pokarmowa:

Alergie pokarmowe u psów wymagają diagnozy i leczenia przez lekarza weterynarii, często poprzez dietę eliminacyjną.

Choroby związane z żywnością:

Nieodpowiednia dieta może przyczynić się do rozwoju chorób serca, nerek, cukrzycy i innych schorzeń u psów.

Rozwiązania typowych problemów:

Rozwiązania problemów takich jak otyłość, alergie pokarmowe lub zaburzenia trawienne obejmują dostosowanie diety i konsultację z lekarzem weterynarii.

Dbaj o dobre nawodnienie psa:

Upewnij się, że Twój pies ma przez cały czas dostęp do miski świeżej wody i monitoruj jego spożycie.

Oznaki odwodnienia u psów:

Oznaki odwodnienia obejmują suchość dziąseł, zapadnięte oczy, rozciągniętą skórę, ciemny mocz, zmęczenie i inne objawy. Jeśli podejrzewasz odwodnienie, skontaktuj się ze swoim weterynarzem.

Porcje i częstotliwość posiłków:

Wielkość porcji i częstotliwość posiłków zależą od wieku, wielkości, aktywności i indywidualnych potrzeb psa.

Przekąski i nagrody:

Podawaj smakołyki i nagrody z umiarem, używając wysokiej jakości produktów dostosowanych do wielkości Twojego psa.

Ćwiczenia i odżywianie:

Regularne ćwiczenia są niezbędne dla utrzymania psa w dobrej kondycji i zdrowiu, ale muszą być zrównoważone odpowiednią dietą.

Odpowiedzi na często zadawane pytania dotyczące żywienia psów:

Odpowiedzi na często zadawane pytania dotyczące żywienia psów obejmują informacje na temat suchej lub mokrej karmy, ilości karmy, karmy dla ludzi, kości, alergii pokarmowych i inne tematy.

Pamiętaj, że każdy pies to indywidualna jednostka o specyficznych potrzebach, dlatego zawsze skonsultuj się ze swoim lekarzem weterynarii, aby uzyskać spersonalizowaną poradę żywieniową oraz rozwiać wszelkie problemy zdrowotne i żywieniowe Twojego psa.

Znaczenie porady weterynaryjnej

Porady weterynaryjne są niezbędne, jeśli chodzi o żywienie psa i wszelkie aspekty jego zdrowia.

Oto dlaczego jest to takie ważne:

Ocena indywidualnych potrzeb: Lekarze weterynarii są w stanie ocenić specyficzne potrzeby Twojego psa na podstawie wieku, wielkości, poziomu aktywności i stanu zdrowia. Mogą zaoferować spersonalizowane porady dotyczące najodpowiedniejszej diety.

Diagnozowanie i leczenie problemów zdrowotnych: Jeśli Twój pies ma specyficzne problemy zdrowotne, takie jak alergie pokarmowe, problemy trawienne lub choroby przewlekłe, Twój lekarz weterynarii jest najlepszą osobą, która zdiagnozuje stan i ustali odpowiedni plan żywienia.

Planowanie zmian żywieniowych: Jeśli chcesz zmienić dietę swojego psa, lekarz weterynarii może pomóc Ci zaplanować bezpieczne, stopniowe przejście, aby uniknąć problemów trawiennych.

Zapobieganie i leczenie otyłości: Otyłość jest częstym problemem u psów, który może prowadzić do poważnych problemów zdrowotnych. Twój weterynarz może pomóc Ci w opracowaniu planu kontroli wagi i doradzić, jaki rodzaj karmy i wielkość porcji jest dla Ciebie odpowiedni.

Identyfikacja i leczenie alergii pokarmowych: Jeśli Twój pies wykazuje objawy alergii pokarmowych, takie jak swędzenie, wysypka lub zaburzenia trawienia, lekarz weterynarii może przeprowadzić specjalne badania w celu zidentyfikowania alergenów i przepisać odpowiednią dietę.

Monitorowanie stanu zdrowia: Twój lekarz weterynarii może monitorować stan zdrowia Twojego psa w miarę upływu czasu i wprowadzać wszelkie zmiany w diecie w zależności od zmieniających się potrzeb.

Zapobieganie niedoborom lub nadmiarom: Niezrównoważona dieta może prowadzić do niedoborów składników odżywczych lub szkodliwych nadmiarów. Twój weterynarz może pomóc Ci uniknąć tych problemów.

Konkretne zalecenia żywieniowe: Twój lekarz weterynarii może doradzić Ci komercyjne lub dietetyczne marki i rodzaje karmy, które są odpowiednie dla potrzeb Twojego psa.

Postępowanie w sytuacjach kryzysowych związanych z żywnością: W przypadku spożycia toksycznej żywności lub innego zagrożenia związanego z żywnością lekarz weterynarii może udzielić natychmiastowych wskazówek ratujących życie.

Ogólne monitorowanie stanu zdrowia: Oprócz diety Twój weterynarz może przeprowadzać regularne kontrole stanu zdrowia, aby upewnić się, że Twój pies ogólnie czuje się dobrze.

Podsumowując, porada weterynaryjna jest kluczowym aspektem żywienia Twojego psa. Współpraca z lekarzem weterynarii w celu opracowania odpowiedniego i spersonalizowanego planu diety to najlepszy sposób na zapewnienie długiego i zdrowego życia Twojemu czworonożnemu przyjacielowi.

Promuj zdrowe i szczęśliwe życie swojego psa poprzez żywienie

Promowanie zdrowego i szczęśliwego życia Twojego psa poprzez żywienie to ważny cel, który może znacząco przyczynić się do dobrego samopoczucia Twojego czworonożnego przyjaciela.

Oto jak to zrobić:

Konsultacje weterynaryjne: Zacznij od regularnych wizyt u lekarza weterynarii, aby ocenić specyficzne potrzeby Twojego psa w oparciu o wiek, wielkość, poziom aktywności i stan zdrowia. Twój weterynarz może udzielić Ci spersonalizowanych porad żywieniowych.

Zrównoważona dieta: Upewnij się, że Twój pies otrzymuje zbilansowaną dietę, która spełnia jego potrzeby żywieniowe. Na początek postępuj zgodnie ze wskazówkami weterynarza lub etykietą żywności.

Odpowiednie porcje: Dostosuj porcje w zależności od wielkości psa i zapotrzebowania kalorycznego, aby uniknąć otyłości lub niedowagi.

Żywność wysokiej jakości: Wybieraj żywność wysokiej jakości z pożywnymi składnikami. Upewnij się, że żywność została sprawdzona pod względem jakości.

Unikaj niebezpiecznych pokarmów: Poznaj pokarmy niebezpieczne dla psów, takie jak czekolada, winogrona, rodzynki, cebula i czosnek, i upewnij się, że są poza zasięgiem.

Monitoruj wagę: Regularnie sprawdzaj wagę swojego psa i wprowadzaj niezbędne zmiany w diecie, jeśli zauważysz znaczące zmiany.

Okazjonalne smakołyki: Od czasu do czasu dawaj smakołyki lub smakołyki w ramach gestu miłości, ale uważaj, aby nie przesadzić, aby uniknąć otyłości.

Ćwiczenia: Upewnij się, że Twój pies otrzymuje regularne ćwiczenia dostosowane do jego możliwości. Aktywność fizyczna pomaga utrzymać wagę, poprawić zdrowie układu krążenia i zwalczyć stres.

Nawodnienie: Upewnij się, że Twój pies ma przez cały czas dostęp do miski świeżej wody. Monitoruj jego spożycie w upalne dni lub po wysiłku fizycznym.

Specyficzne potrzeby: Jeśli Twój pies ma specjalne potrzeby żywieniowe, takie jak alergie lub szczególne problemy zdrowotne, skonsultuj się ze swoim lekarzem weterynarii w celu uzyskania odpowiedniego planu żywieniowego.

Regularna kontrola stanu zdrowia: Zaplanuj regularne wizyty kontrolne u weterynarza, aby monitorować ogólny stan zdrowia psa i wprowadzać wszelkie zmiany w diecie.

Dobre samopoczucie emocjonalne: Nie zapomnij o dobrym samopoczuciu emocjonalnym swojego psa. Okazuj uczucia, znajdź czas na zabawę i interakcję oraz zapewnij komfortowe warunki.

Dbaj o stymulację umysłową psa: używaj interaktywnych gier i puzzli z jedzeniem, aby stymulować psychicznie psa i utrzymywać go w aktywności umysłowej.

Promowanie zdrowego i szczęśliwego życia psa poprzez żywienie wymaga połączenia uwagi, informacji i miłości. Współpracuj z lekarzem weterynarii, aby mieć pewność, że Twój pies otrzyma dietę i opiekę niezbędną do długiego i satysfakcjonującego życia.

ZAŁĄCZNIKI

Tabele referencyjne wartości odżywczych

Tabele referencyjne żywienia psów mogą się różnić w zależności od kilku czynników, w tym wieku psa, wielkości, poziomu aktywności i stanu zdrowia. Na dostępnych w handlu produktach dla psów często podawane są szczegółowe informacje o wartościach odżywczych, ale ważne jest, aby skonsultować się z lekarzem weterynarii w celu uzyskania dokładnych wskazówek dostosowanych do indywidualnych potrzeb psa.

Jako punkt wyjścia mogę jednak podać kilka ogólnych wskazówek dotyczących niezbędnych składników odżywczych dla psów. Pamiętaj, że są to jedynie przybliżone szacunki i koniecznie skonsultuj się z lekarzem weterynarii w celu ustalenia spersonalizowanej diety:

Białka:

Dla szczeniąt: około 22-32% całkowitej liczby kalorii.

Dla dorosłych psów: około 18-25% całkowitej liczby kalorii.

Dla starszych psów: około 18-25% całkowitej liczby kalorii.

Tłuszcze:

Dla szczeniąt: około 8-20% całkowitej liczby kalorii.

Dla dorosłych psów: około 10-15% całkowitej liczby kalorii.

Dla starszych psów: około 10-15% całkowitej liczby kalorii.

Węglowodany:

Ilość węglowodanów może się znacznie różnić w zależności od diety psa i jego indywidualnych potrzeb. Zazwyczaj psy nie wymagają dużej ilości węglowodanów w swojej diecie.

Włókna:

Błonnik pokarmowy może być różny, ale zazwyczaj stanowi mniej niż 5 procent całkowitej liczby kalorii.

Witaminy i minerały:

Psy wymagają niezbędnych witamin i minerałów, takich jak witamina A, witamina D, wapń, fosfor, żelazo, potas i inne. Konkretne ilości mogą się znacznie różnić w zależności od potrzeb Twojego psa.

Wodospad:

Woda jest niezbędna do przetrwania psów, dlatego psy muszą mieć stały dostęp do miski ze świeżą wodą.

Należy pamiętać, że psy mają indywidualne potrzeby żywieniowe, które mogą się znacznie różnić. Dlatego ważne jest, aby skonsultować się z lekarzem weterynarii w celu ustalenia planu żywieniowego dostosowanego do specyficznych potrzeb Twojego psa. Ponadto szczegółowe informacje o wartościach odżywczych można znaleźć na etykietach komercyjnych karm dla psów lub na stronach internetowych producentów karm dla zwierząt domowych.

Polecane zasoby i źródła

Więcej informacji na temat żywienia psów i wiarygodnych zasobów można uzyskać w następujących zalecanych źródłach i organizacjach:

Twój lekarz weterynarii: Twoim pierwszym źródłem informacji powinien być zawsze lekarz weterynarii. Mogą oni zapewnić spersonalizowane porady i zalecenia dotyczące Twojego psa.

Amerykański weterynarz Stowarzyszenie Medyczne (AVMA): AVMA oferuje szeroką gamę zasobów i informacji na temat żywienia i zdrowia psów.

Amerykańskie Stowarzyszenie Szpitali dla Zwierząt (AAHA): Stowarzyszenie AAHA oferuje wytyczne żywieniowe i inne zasoby dla właścicieli zwierząt domowych.

Stowarzyszenia producentów karmy dla psów: Strony internetowe producentów wysokiej jakości karmy, takich jak Royal Canin, Hill's Science Diet, Purina i inni, oferują szczegółowe informacje na temat ich linii produktów, w tym tabele wartości odżywczych.

Stowarzyszenia zajmujące się żywieniem zwierząt domowych: stowarzyszenia takie jak American College of Veterinary Nutrition (ACVN) oferuje zasoby i porady ekspertów w dziedzinie żywienia zwierząt.

Książki o żywieniu psów: Istnieje wiele książek o żywieniu psów napisanych przez ekspertów w tej dziedzinie. Niektóre popularne tytuły to „Canine Nutrigenomics " W. Jeana Doddsa i Diany R. Laverdure, „Kompletny przewodnik po naturalnym zdrowiu psów i kotów doktora Pitcairna " Richarda H. Pitcairna i Susan Hubble

Pitcairn oraz „Small Animal Clinical Nutrition ". przez Handa, Thatchera, Remillarda i Roudebusha.

Witryny internetowe specjalizujące się w żywieniu psów: strony internetowe, takie jak Cummings School of Veterinary Medicine na Uniwersytecie Tufts, Światowe Stowarzyszenie Weterynarii Małych Zwierząt (WSAVA) i National Research Rada (NRC) dostarcza informacji na temat żywienia psów.

Grupy wspierające zwierzęta: Organizacje takie jak Amerykańskie Towarzystwo Zapobiegania Okrucieństwu wobec Zwierząt (ASPCA) i Humane Society of the United States oferują zasoby na temat żywienia i zdrowia psów.

Grupy dyskusyjne i fora internetowe: Możesz uczestniczyć w forach internetowych lub grupach dyskusyjnych poświęconych żywieniu psów, pamiętaj jednak o zweryfikowaniu wiarygodności źródeł i porównaniu informacji z informacjami dostarczonymi przez lekarzy weterynarii.

Pamiętaj, że żywienie Twojego psa jest istotnym elementem jego zdrowia i dobrego samopoczucia, dlatego upewnij się, że otrzymujesz dokładne i rzetelne informacje z zaufanych źródeł. Jeśli masz jakiekolwiek wątpliwości lub wątpliwości, zawsze skonsultuj się ze swoim lekarzem weterynarii, aby otrzymać indywidualną poradę dla Twojego psa.

Glosariusz kluczowych terminów

Oto słowniczek kluczowych terminów związanych z żywieniem psów:

Żywność komercyjna: produkty spożywcze przeznaczone dla psów, produkowane i pakowane do sprzedaży, takie jak sucha karma, karma w puszkach i żywność w puszkach.

Domowe jedzenie: domowe jedzenie dla Twojego psa, które może zawierać chude mięso, warzywa i inne odpowiednie składniki.

Naturalna karma: karma dla psów przygotowana z nieprzetworzonych składników i wolna od sztucznych dodatków, konserwantów i barwników.

Pokarmy dietetyczne: karmy opracowane z myślą o specyficznych schorzeniach, takie jak karma dla psów z problemami z nerkami, cukrzycą lub alergiami.

Mikroelementy: Niezbędne witaminy i minerały niezbędne dla zdrowia psa.

Makroskładniki: Składniki odżywcze wymagane w dużych ilościach, w tym białka, węglowodany i tłuszcze.

Równowaga żywieniowa: Upewnij się, że dieta zapewnia odpowiednią ilość każdego składnika odżywczego, aby zaspokoić potrzeby Twojego psa.

Patrząc na etykiety żywności: Czytaj etykiety karmy dla psów, aby poznać skład i informacje o wartościach odżywczych.

Diety eliminacyjne: dieta stosowana do identyfikacji alergenów pokarmowych u psów, podczas której podejrzane pokarmy są stopniowo eliminowane w celu odkrycia konkretnego alergenu.

Nadwaga i otyłość: Stany, w których pies ma nadmierną masę ciała, co może stanowić zagrożenie dla zdrowia.

Alergie pokarmowe: Reakcje alergiczne na określone pokarmy lub składniki, które mogą powodować objawy, takie jak swędzenie, wysypka lub zaburzenia trawienia.

Choroby związane z dietą: Schorzenia zdrowotne, na które wpływa zła dieta, takie jak choroby serca, choroby nerek lub cukrzyca.

Niedobory żywieniowe: Brak jednego lub więcej niezbędnych składników odżywczych w diecie, co może prowadzić do problemów zdrowotnych.

Zmiana karmy: Stopniowa zmiana rodzaju karmy dla psów, aby uniknąć problemów trawiennych.

Toksyczne pokarmy dla psów: Pokarmy lub składniki niebezpieczne dla psów, takie jak czekolada, winogrona, rodzynki, cebula i czosnek.

Odwodnienie: Stan, w którym w organizmie psa znajduje się niewystarczająca ilość wody, co może powodować problemy zdrowotne.

Porcje: Ilość pokarmu podawana w jednym posiłku, która powinna być dostosowana do potrzeb psa.

Smakołyki i smakołyki: okazjonalne smakołyki podawane psom jako nagroda lub wyraz uczuć.

Ćwiczenie: Regularna aktywność fizyczna, która pomaga psom utrzymać wagę, poprawić zdrowie układu krążenia i zwalczyć stres.

Dietetyk zwierząt domowych: profesjonalista specjalizujący się w planowaniu i ocenie diet dla psów i innych zwierząt domowych.

To jedne z kluczowych pojęć związanych z żywieniem psów. Zrozumienie tych pojęć ma kluczowe znaczenie dla zapewnienia zbilansowanej diety i dobrego zdrowia Twojego psa.

www.ingramcontent.com/pod-product-compliance
Lightning Source LLC
Chambersburg PA
CBHW051106250726
48656CB00001B/494